Zwischen Vernunft und Illusion

Jorge Cândido de Assis · Cecília Cruz Villares ·
Rodrigo Affonseca Bressan

Zwischen Vernunft und Illusion

Entmystifizierung der Schizophrenie

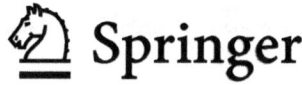

Jorge Cândido de Assis
São Paulo, São Paulo, Brazil

Rodrigo Affonseca Bressan
Department of Psychiatry
Federal University of São Paulo
São Paulo, São Paulo, Brazil

Cecília Cruz Villares
Department of Psychiatry
Federal University of São Paulo
São Paulo, São Paulo, Brazil

ISBN 978-3-031-44564-4   ISBN 978-3-031-44565-1   (eBook)
https://doi.org/10.1007/978-3-031-44565-1

Die Deutsche Nationalbibliothek verzeichnet diese Publikation in der Deutschen Nationalbibliografie; detaillierte bibliografische Daten sind im Internet über http://dnb.d-nb.de abrufbar.

© Der/die Herausgeber bzw. der/die Autor(en), exklusiv lizenziert an Springer Nature Switzerland AG 2023

Das Werk einschließlich aller seiner Teile ist urheberrechtlich geschützt. Jede Verwertung, die nicht ausdrücklich vom Urheberrechtsgesetz zugelassen ist, bedarf der vorherigen Zustimmung des Verlags. Das gilt insbesondere für Vervielfältigungen, Bearbeitungen, Übersetzungen, Mikroverfilmungen und die Einspeicherung und Verarbeitung in elektronischen Systemen.
Die Wiedergabe von allgemein beschreibenden Bezeichnungen, Marken, Unternehmensnamen etc. in diesem Werk bedeutet nicht, dass diese frei durch jedermann benutzt werden dürfen. Die Berechtigung zur Benutzung unterliegt, auch ohne gesonderten Hinweis hierzu, den Regeln des Markenrechts. Die Rechte des jeweiligen Zeicheninhabers sind zu beachten.
Der Verlag, die Autoren und die Herausgeber gehen davon aus, dass die Angaben und Informationen in diesem Werk zum Zeitpunkt der Veröffentlichung vollständig und korrekt sind. Weder der Verlag noch die Autoren oder die Herausgeber übernehmen, ausdrücklich oder implizit, Gewähr für den Inhalt des Werkes, etwaige Fehler oder Äußerungen. Der Verlag bleibt im Hinblick auf geografische Zuordnungen und Gebietsbezeichnungen in veröffentlichten Karten und Institutionsadressen neutral.

Planung/Lektorat: Bruno Fiuza
Springer ist ein Imprint der eingetragenen Gesellschaft Springer Nature Switzerland AG und ist ein Teil von Springer Nature.
Die Anschrift der Gesellschaft ist: Gewerbestrasse 11, 6330 Cham, Switzerland

Das Papier dieses Produkts ist recyclebar.

Geleitwort

Vernunft und Illusion sind Teil unseres Lebens. Einige Menschen haben jedoch Störungen der Vernunft und Illusion in Form von Wahnvorstellungen und Halluzinationen. Wenn diese Phänomene das Leben einer Person übernehmen, werden sie als Psychose bezeichnet.

Psychosen, insbesondere Schizophrenie, sind immer noch schlecht verstanden und Gegenstand vieler Vorurteile.

Jorge, Cecília und Rodrigo hatten den Mut, ein schwieriges Thema anzugehen und ein Bildungsbuch über Schizophrenie zu schreiben. Die Originalität des Buches liegt in der Tatsache, dass es unter Berücksichtigung der Erfahrung der Person mit der Krankheit und ihrer Familienmitglieder angesichts dieser neuen Realität in ihrem Leben geschrieben wurde.

Die Forderung der Autoren nach realistischer Hoffnung bei Schizophrenie bekräftigt die Bedeutung von Hoffnung, die in alltäglichen Erfolgen erneuert wird, um die Therapietreue und den Dialog mit Gesundheitsfachleuten zu erhöhen. Insgesamt ebnet es den Weg zu einem tiefen Verständnis, das zur Integration zwischen innerer Erfahrung und familiären und sozialen Beziehungen führt.

Mein Wunsch ist es, dass Menschen mit Schizophrenie und ihre Familien durch dieses Buch mehr über Schizophrenie erfahren, mit den Schwierigkeiten leben und eine Behandlung suchen können, um das Stigma der Krankheit zu verringern.

Itiro Shirakawa\
Professor Emeritus, Escola Paulista de Medicina\
Bundesuniversität von São Paulo (UNIFESP)\
São Paulo, Brasilien

Vorwort zur ersten Auflage

Die menschliche Existenz ist nicht linear und rational, wie wir gerne glauben würden, sondern ist gegeben in der Koexistenz zwischen logisch-rationalen Aspekten und der subjektiven und zeitlosen Dimension der mentalen Welt. Das Gleichgewicht zwischen diesen Aspekten und Dimensionen ermöglicht es uns, eine gewisse „mentale Gesundheit" aufrechtzuerhalten, die es uns ermöglicht, unsere sozialen Rollen mit Kreativität auszuüben. Wir fürchten den Wahnsinn, weil er uns sehr nahe ist – wir alle durchleben emotionale oder physische Situationen, die uns in Kontakt mit den Grenzen der Vernunft bringen. Wenn jedoch bestimmte Dimensionen der mentalen Welt, wie Gedanken und Wahrnehmungen, Vorrang gewinnen und die Rationalität untergraben, sogar die Subjektivität einschränken, betreten wir das Feld des Wahnsinns, das Psychose genannt wird.

In diesem Buch befassen wir uns mit der Erfahrung der Schizophrenie, einer Form der Psychose, bei der subjektive Aspekte, wie halluzinatorische und wahnhafte Phänomene, dazu neigen, das Verständnis der Realität zu verzerren. Was sind diese Phänomene? Inwieweit sind sie auf Menschen beschränkt, die eine Psychose erleben? Die Erfahrung der Schizophrenie ist äußerst komplex und sowohl für diejenigen, die sie erleben, als auch für diejenigen, die sie von außen begleiten, schwer zu verstehen. Sie ist auch beängstigend, da sie eine Beeinträchtigung oder den Verlust der Fähigkeit zur Selbstverwaltung und zum freien Willen bedeutet. Da psychotische Zustände im Laufe der Zeit in ihrer Intensität schwanken, leben die Betroffenen in Zuständen von Vernunft und Wahnsinn. Sie leben buchstäblich zwischen Vernunft und Wahn.

Die Erfahrung, durch die akute Wirkung von psychotropen Medikamenten verrückt zu werden, wurde in verschiedenen Texten und Büchern ausführlich untersucht. Dieses Buch geht weiter, indem es Aspekte einer einzigartigen menschlichen Verfassung, der Schizophrenie, durch die Erzählungen der Reisen von Charakteren, die mit der Krankheit leben, darstellt. Es versucht auch zu zeigen, wie ein „anderes Verständnis der Dinge" und das Leben mit dem Wahnsinn zu großem Lernen führen kann, sowohl aus persönlicher Sicht als auch im Hinblick auf das Verständnis der Menschen um uns herum.

Der Prozess des Wahnsinns, der bei Schizophrenie auftritt, ist eine ständige Herausforderung, zu überwinden und nach dem besten Weg zu suchen, die Akzeptanz unter verschiedenen Standpunkten zu fördern. Darüber hinaus bedeutet Akzeptanz nicht unbedingt Zustimmung, sondern vielmehr das Verständnis, dass die andere, unterschiedliche Sichtweise für sie Sinn macht und auf dieser Grundlage ein gemeinsames Verständnisgebiet aufgebaut wird.

Zwischen Vernunft und Illusion ist eine Einladung für Sie, ein Verständnis dafür zu entwickeln, wie der Prozess des Verrückt-Werdens, des Psychotisch-Werdens und des Lebens mit diesem Zustand im Laufe des Lebens aussieht. Daher werden die Themen aus vier Hauptperspektiven dargestellt:

a) diejenigen, die den Prozess erleben;
b) diejenigen, die mit Menschen leben, die den Prozess erleben (Familie und Gemeinschaft);
c) diejenigen, die Menschen behandeln, die diesen Prozess durchlaufen (psychische Gesundheitsfachleute);
d) diejenigen, die Schizophrenie studieren (Forscher und Neurowissenschaftler).

Das Buch verwendet eine einfache Sprache und viele Illustrationen zu Themen, die mit Schizophrenie zusammenhängen. Es beschreibt Aspekte des Lebens von Menschen mit Schizophrenie und ihren Familien, von den frühen Symptomen, dem Weg zur Diagnose, dem Verständnis dessen, was die Krankheit ist, der Suche nach Hilfe, den Beziehungen zu Gesundheitsfachleuten und den Behandlungsstrategien. Es bietet Ideen, wie man mit Situationen und Gefühlen umgeht, die das tiefste in uns betreffen, um ein mögliches und gesundes Gleichgewicht aufrechtzuerhalten. Das Buch zeigt realistisch die Wege zur Genesung, mit dem Ziel, Verständnis und Hoffnung zu bieten.

Vorwort zur zweiten Auflage

In dieser zweiten Auflage haben wir den Titel des Buches von *Zwischen Vernunft und Illusion: Entmystifizierung des Wahnsinns* in *Zwischen Vernunft und Illusion: Entmystifizierung der Schizophrenie* geändert. Wir folgten der Wahl der portugiesischen Ausgabe, da *Wahnsinn* ein so intensives Stigma zu haben scheint, dass es das Lesen des Buches erschwert.

In dieser Ausgabe haben wir auf Wunsch der Leser ein neues Kapitel hinzugefügt. Dieses neue Kapitel, Kap. 3, sucht die Schizophrenie zu entmystifizieren, indem es ihr neurobiologisches Verständnis vermittelt. Wir präsentieren auf didaktische Weise die wichtigsten wissenschaftlichen Aspekte, denn ihr Verständnis hilft Menschen mit Schizophrenie und ihren Familien enorm, die Krankheit besser zu verstehen und die verfügbaren therapeutischen Ressourcen besser zu nutzen.

Wir haben auch ein Glossar mit einer Reihe von Begriffen hinzugefügt, die von Gesundheitsfachleuten verwendet werden, und den Anhang mit Links zu Websites, Diensten, Projekten und Vereinigungen aktualisiert.

Wir hoffen, dass Sie, der Leser, in dieser zweiten Auflage nützliche Informationen und eine Sicht auf Schizophrenie als eine Erfahrung finden, die verstanden werden kann und für die es Wege zur Überwindung gibt.

São Paulo, Brazil

Jorge Cândido de Assis
Cecília Cruz Villares
Rodrigo Affonseca Bressan

Vorwort

Diese dritte überarbeitete Auflage wird separate Veröffentlichungen auf Portugiesisch und auf Englisch haben.

Dieses Buch ist das Ergebnis der Zusammenarbeit zwischen drei Freunden, die ihre Expertise und Erfahrungen rund um das Thema Schizophrenie zusammengebracht haben, um einen Text zu produzieren, der sowohl informativ als auch hoffnungsvoll ist: Jorge Cândido de Assis, der den Weg in und aus der Täuschung kennt und die medizinischen, psychotherapeutischen und Peer-Group-Ressourcen genutzt hat, um sich die Motivation zu geben, die es ihm ermöglicht hat, aktiv an akademischen Projekten als Professor, Vortragender und Redner teilzunehmen; Rodrigo Affonseca Bressan, ein angesehener Psychiater und Neurowissenschaftler, der für seine Beiträge zum Wissen über Schizophrenie anerkannt ist; und Cecília Cruz Villares, Ergo- und Familientherapeutin, die Projekte mit Menschen mit Schizophrenie und ihren Familien entwickelt hat, um das Stigma der Krankheit zu bekämpfen und Aktivitäten zu generieren, die ihnen helfen, aus der Isolation herauszukommen, ihre Fähigkeiten zu erkennen und zu entwickeln und um Wege zur Überwindung zu finden.

Der Prozess des Schreibens des Buches dauerte 18 Monate, zwischen 2007 und 2008, basierend auf der Herausforderung, einen Text zu produzieren, der die Komplexität der Erfahrung von Schizophrenie zeigt, wissenschaftliche Konzepte in zugänglicher Sprache vermittelt und Perspektiven der Überwindung der Krankheit für diejenigen präsentiert, die darunter leiden. Wir hatten gemeinsam den beruflichen Hintergrund und eine lange Praxis- und Erfahrungszeit, und wir wussten, dass das Stigma, das die Schizophrenie kennzeichnet, ein Leiden verursacht, das viele Male größer ist als die Krankheit selbst, was die Suche nach Hilfe und eine langfristige Behandlung erschwert.

Aber jenseits unserer gemeinsamen Interessen haben wir hart daran gearbeitet, unsere Unterschiede willkommen zu heißen und zu integrieren. Diese leiten uns in einer ständigen Übung im Dialog zwischen verschiedenen Standpunkten, Wissen und Erfahrungen, in denen wir versuchten, eine Mehrstimmigkeit innerhalb einer von dem Konzept des geteilten Verständnisses geleiteten Erzählung zu bauen – eines Verständnisses, das notwendig ist, um Hoffnung in Schizophrenie zu kultivieren, eine realistische Hoffnung, die sich durch tägliche Erfolge erneuert. Dieses organisierende Prinzip hat den Schreibprozess zu einer einzigartigen Erfahrung von gegenseitigem Vertrauen und Respekt gemacht, die Zusammenarbeit und Kreativität vereint, und hat zu einem Text geführt, der die Leser, ob sie nun Menschen sind, die mit Schizophrenie leben, Familienmitglieder, Laien oder Fachleute, dazu einlädt, ihr Verständnis zu bereichern und zu erweitern, zu dialogisieren und gemeinsam die Schwierigkeiten und Leiden zu bewältigen, die durch Schizophrenie verursacht werden.

In diesem Sinne war auch die Zusammenarbeit von 19 Personen – Gesundheitsfachleuten, Menschen, die mit Schizophrenie leben, und Familienmitgliedern – die Texte auf der Grundlage ihrer Erfahrungen geschrieben haben, grundlegend. Diese Berichte stützen und verstärken die Polyphonie und integrieren die Visionen und Erfahrungen jedes Einzelnen in der Koexistenz mit Menschen, die mit Schizophrenie leben, und ihren Familien.

Diese neue Auflage hat es uns ermöglicht, das Glossar mit von Gesundheitsfachleuten verwendeten Begriffen zu überarbeiten und zu erweitern und den Anhang mit Links zu Websites, Dienstleistungen, Projekten und Verbänden zu aktualisieren. Diese überarbeitete dritte Auflage wird auch auf Englisch veröffentlicht.

In dieser dritten Auflage möchten wir uns besonders für die Zusammenarbeit der Professoren Ary Gadelha de Alencar Araripe Neto, Cristiano de Souza Noto und Bruno Bertolucci Ortiz vom Department of Psychiatry an der Federal University of São Paulo bedanken. Wir möchten Professor John Milton von der Faculdade de Filosofia, Letras e Ciências Humanas der Universidade de São Paulo für seine Zusammenarbeit bei der Überarbeitung des Textes auf Englisch danken. Und wir sind dankbar für den Beitrag einer Person, die mit Schizophrenie lebt, und eines Familienmitglieds, dessen Texte auf eigenen Erfahrungen basieren.

Wir präsentieren daher diese dritte Auflage mit großer Zufriedenheit. Wenn wir hier sind, dann deshalb, weil das Buch sein Ziel erfüllt hat, ein schwieriges und komplexes Thema zu präsentieren, während es wissenschaftliche Strenge, alltägliche Sprache und eine Botschaft der Hoffnung ausbalanciert. Unser mutiger Gabriel, die zentrale Figur der Erzählung, und seine Familienmitglieder, Freunde und Kollegen, die Fachleute, die ihn auf seinem Weg zum Verständnis, zur Akzeptanz, zur Behandlung und zur Genesung begleiten, wurden von den Geschichten von Hunderten von Menschen inspiriert, die wir auf unserem Weg des Studiums, der Arbeit und des Lebens mit Schizophrenie getroffen haben. Wir wiederholen hier unseren tiefsten Dank an jeden Einzelnen von Ihnen für das, was Sie im Laufe der Jahre gelernt haben.

Die Erfahrung mit dieser dritten Auflage bestätigt uns, die Autoren, nach 14 Jahren, dass Freundschaft und Dialog grundlegend sind und dass es möglich ist, Hoffnung im Leben mit Schizophrenie zu haben, eine realistische Hoffnung.

São Paulo, Brazil

Jorge Cândido de Assis
Cecília Cruz Villares
Rodrigo Affonseca Bressan

Einleitung

Zusammenfassung Dieses Buch stellt unseren Ansatz zur Behandlung von Schizophrenie durch Charaktere dar, die auf realen Geschichten basieren, und berücksichtigt dabei verschiedene Sichtweisen: die betroffene Person, Gesundheitsfachleute und Familienmitglieder sowie die Gesellschaft. Es stellt die Hauptprobleme dar, die diese Perspektive aufwerfen kann, und zeigt den Ansatz zu den Themen, die in jedem Kapitel behandelt werden.

Schlüsselwörter Schizophrenie · Behandlung; Rehabilitation · Genesung

Wir verstehen, dass es vier unterschiedliche Sichtweisen auf den Kontext gibt, in dem sich Menschen mit Schizophrenie befinden, nämlich die der Person mit Schizophrenie, ihrer Familienmitglieder, Gesundheitsfachleute und die Gemeinschaft, in der sie leben. Es ist wichtig zu betonen, dass jede Sichtweise auf ihrer eigenen Perspektive basiert. Ein Großteil des Missverständnisses über Schizophrenie ist auf die Schwierigkeit zurückzuführen, die Erfahrungen und Erklärungen dieser vier Sichtweisen zusammenzubringen. In diesem Buch werden wir jede dieser Perspektiven darstellen, mit dem Ziel, Annäherung und Dialog zwischen ihnen zu fördern.

Wir schlagen vor, dass unsere Leser in den ersten beiden Kapiteln die Entwicklung einer fiktionalen Person verfolgen, die wir Gabriel nennen werden. Dessen Entwicklung wird die Erfahrung von Schizophrenie aus den verschiedenen Sichtweisen veranschaulichen. In den folgenden Kapiteln werden noch weitere Charaktere auftauchen. Gabriel und diese anderen Charaktere wurden auf der Grundlage der Erfahrungen mehrerer Menschen mit Schizophrenie, die wir seit Jahren kennen, und dem, was sie gemeinsam haben, erstellt. Wir werden versuchen, im gesamten Buch Folgendes zu zeigen:

- Die Person, die erkrankt, wenn sie eine akute Krise durchlebt, glaubt an die Gedanken und Wahrnehmungen, die sie hat. Mehr als das, sie fühlt, dass sie tatsächlich geschehen. Dies ist keine gewöhnliche Erfahrung, sondern eine, in der die Person sehr schwierige Momente der Verwirrung, Verblüffung und Desorientierung durchlebt.
- Wenn eine Person an Schizophrenie leidet, ist die ganze Familie betroffen. Familienmitglieder wollen unweigerlich das Beste für die Person, finden sich aber in sehr schwierigen Situationen wieder und fragen sich: Was können wir tun? Was ist der beste Weg? Wie können wir mit der Person mit Schizophrenie leben? Es gibt keine fertigen Antworten auf diese Fragen, aber wir hoffen, mögliche Wege aufzeigen zu können, um mit den Problemen umzugehen, die Familienmitglieder erleben.
- Fachleute (Psychiater, Psychologen, Ergotherapeuten, Sozialarbeiter und Krankenschwestern) versuchen, der Person mit Schizophrenie und ihren Familienmitgliedern zu helfen, mit der Krankheit umzugehen und ihre Gesundheit wiederherzustellen. Jeder Fachmann hat aus seiner Sicht einen anderen Standpunkt. Gemeinsam versuchen sie, sich gegenseitig zu unterstützen, damit die Ergebnisse so gut wie möglich sind.

In diesem Buch besteht die Gemeinschaft aus Menschen, mit denen die Familie und die Person mit Schizophrenie eine enge alltägliche Beziehung haben. In großen Städten kann sie durch das Viertel definiert werden, in kleinen Städten durch ihre Einwohner. Jede Gemeinschaft hat ihre eigene Art zu funktionieren und beeinflusst direkt, wie die Person mit Schizophrenie und ihre Familienmitglieder miteinander umgehen und wie sie aufgenommen werden. Die Gemeinschaft hat ihre eigenen Ansichten, die auch eine wichtige Rolle dabei spielen, die Einstellung der Familie zur Krankheit zu beeinflussen.

Die Erfahrung von Schizophrenie durch die Person und die Familienmitglieder führt zu einem großen Bedürfnis nach Verständnis und der Suche nach Unterstützung von Gesundheitsfachleuten. Sie fördert große Veränderungen, die neues Lernen in den Familienbeziehungen erfordern, damit die Person mit Schizophrenie die notwendige Aufnahme erhält, um ihren Lebensweg neu zu gestalten. Es ist auch notwendig, in der Gemeinschaft leben zu lernen, denn die Erfahrung zeigt, dass eine Haltung der Akzeptanz der Krankheit und des Nicht-Schämens oder Isoliertseins eine große Hilfe für die Menschen in der Gemeinschaft ist, zu verstehen, dass Schizophrenie eine menschliche Erfahrung wie so viele andere ist. Dies hilft, Diskriminierung zu reduzieren und soziale Beziehungen zu etablieren, die das Leben verbessern.

Es ist möglich, Schizophrenie und Behandlungspraktiken aus wissenschaftlicher Sicht zu betrachten, da Schizophrenie die am meisten untersuchte Krankheit in der Psychiatrie ist. Es ist auch möglich, über Schizophrenie aus der Sicht der persönlichen Erfahrung zu sprechen, da es heute viele Bücher und autobiografische Texte auf Internetseiten gibt. Unser Ziel ist es, die Lücke zu schließen, die zwischen diesen beiden Arten der Annäherung an die Krankheit besteht. Daher haben wir uns sowohl darum bemüht, uns über die wissenschaftliche Methode zu informieren, als auch aus der Erfahrung von Schizophrenie zu sprechen, und um zu beginnen, stellen wir die Hauptfragen vor, die uns bei der Erstellung dieses Buches geleitet haben.

Wie tritt Schizophrenie auf? Worin liegen die Schwierigkeiten für die Person, zu erkennen, dass das, was sie erlebt, eine Krankheit ist? Führt diese Erkenntnis zur Akzeptanz oder verstärkt sie stattdessen die Verleugnung? Wie geht die Familie mit der Situation um, dass eines ihrer Mitglieder an Schizophrenie leidet? Ändert sich dieser Umgang im Laufe der Zeit? Kann die Familie der Person mit Schizophrenie helfen?

Was kann getan werden? Wie soll man handeln? Was kann und sollte in einer Beziehung mit jemandem mit Schizophrenie vermieden werden? Was kann ich von der Behandlung erwarten? Warum gibt es keinen Labortest, um das Vorhandensein der Krankheit festzustellen? Wenn es einen solchen Test nicht gibt, wie weiß der Arzt dann, dass die Person an Schizophrenie leidet? Wie verschreiben sie Medikamente? Warum sind Medikamente wichtig? Gibt es andere Behandlungen für Schizophrenie neben der medizinischen Behandlung? Wie „funktionieren" diese Behandlungen? Ersetzen sie die Notwendigkeit von Medikamenten? Können Familien in irgendeiner Weise von der Behandlung profitieren?

Wann ist eine Krankenhausaufnahme notwendig? Wie sieht eine Krankenhausaufnahme aus? Wer sind die Fachleute, die sich um die Person mit Schizophrenie kümmern? Wie sollte die Familie mit der Möglichkeit einer Krankenhausaufnahme umgehen?

Ist Schizophrenie eine Krankheit des Gehirns oder des Geistes? Kann es beides sein? Kann das Gehirn krank werden? Was passiert im Gehirn der Person mit Schizophrenie? Und was ist mit dem Geist, kann er krank werden? Was geht im Geist der Person mit Schizophrenie vor?

Verändert sich Schizophrenie im Laufe der Zeit? Wie erfolgt die Genesung bei Schizophrenie? Wie lange sind Behandlungen notwendig? Warum ist es möglich, Hoffnung zu haben?

Dies sind einige der Themen, die in diesem Buch behandelt werden. Durch die Praxis haben wir erkannt, dass das Verständnis von Themen, die direkt die Art und Weise beeinflussen, wie wir leben und das Leben sehen, die schwierigste Art des Verständnisses ist, weil es nur dann auftritt, wenn wir es schaffen, Veränderungen in unserer Art zu sein zu fördern und Platz für das Neue zu machen. Dieser Prozess beginnt mit der Anerkennung unserer Erfahrungen in dem, was das Buch vermittelt, da es nicht geschrieben wurde, um zu sagen, was richtig oder falsch ist. Dies ist der erste Schritt. Der nächste Schritt in diesem Prozess besteht darin, über das eigene Leben und die Möglichkeiten, die es bietet, nachzudenken und dann auf Veränderung zuzugehen. Auf dieser Reise, die notwendigerweise individuell ist, muss jede Person ihren eigenen Weg finden.

Zwischen Vernunft und Illusion ist in sieben Kapitel unterteilt, wobei jedes ein Thema behandelt, das wir für wichtig halten, um Schizophrenie zu verstehen und damit leben zu können. Sie können unabhängig voneinander gelesen werden, aber wir glauben, dass das Lesen von Anfang bis Ende einen besseren, vollständigen Blick auf den gegebenen Ansatz zum Thema bietet. Im Folgenden wird eine kurze Präsentation des Inhalts jedes Kapitels gegeben.

Im ersten Kapitel stellen wir vor, was Schizophrenie ist, wie sie auftritt und wie sie sich entwickelt, was zur Notwendigkeit psychiatrischer und psychischer Gesundheitsversorgung führt. In diesem Kapitel ist es möglich, durch die Erfahrungen der geschaffenen Charaktere – Gabriel und seine Familie – zu verstehen, was die Hauptsymptome der Schizophrenie sind, wenn die Person, die an der Krankheit leidet, eine Krise hat. Wir bieten keine rigorose wissenschaftliche Beschreibung, da dies das Thema für diejenigen, die keine Spezialisten sind, unverständlich machen würde. Dennoch bleibt die Beschreibung in einem wissenschaftlichen Rahmen, wird aber durch die Erfahrungen und den Kontext präsentiert, in dem die Person mit Schizophrenie involviert ist. Unser Ziel ist es zu zeigen, dass Schizophrenie eine Krankheit ist und dass sie trotz der Missverständnisse, die sie mit sich bringt, verstanden werden kann.

Im zweiten Kapitel stellen wir die Schwierigkeiten dar, die Krankheit und ihre Behandlung zu verstehen und zu akzeptieren. Es ist durch das Überwinden dieser Schwierigkeiten möglich, die anfängliche Behandlungsphase aufrechtzuerhalten, bis eine sichere Diagnose von Schizophrenie festgestellt wird (Differenzialdiagnose). Wir stellen einige der Faktoren vor, die zu einer Verzögerung der Behandlungsbeginn führen, und Beispiele für Wege, wie Menschen diese Hürden überwinden können. Um Schizophrenie zu diagnostizieren, ist eine erhebliche Behandlungszeit erforderlich, um die Möglichkeit auszuschließen, dass die Person andere Arten von Krankheiten hat. Wir zeigen, dass mit der richtigen Behandlung und Medikation eine Person aus einer akuten Krise herauskommen kann, wenn sie und ihre Familie die Anleitung erhalten, um mit der Pflege umzugehen, die Schizophrenie benötigt, um ihre Symptome zu kontrollieren.

Das dritte Kapitel stellt dar, was die Krankheit aus wissenschaftlicher Sicht ist, und offenbart objektive Daten, die die Entmystifizierung mehrerer Aspekte im Zusammenhang mit Schizophrenie ermöglichen, einschließlich ihrer Prävalenz und der Belastung für Einzelpersonen, Familien und Gesellschaft; die Gehirnmechanismen, die mit den Symptomen wie Halluzinationen, Delirium und Kognitionsalterationen verbunden sind; die Wirkmechanismen der Medikamente; die Umwelt- und genetischen Ursachen der Krankheit; die Gehirnauswirkungen der Krankheitsentwicklung, Neuroprogression; und die möglichen Wege, diese Entwicklung durch Neuroplastizität zu mildern.

Das vierte Kapitel zeigt, wie es möglich ist, den eigenen Lebensweg neu zu gestalten, während die notwendige Pflege für Schizophrenie aufrechterhalten wird. Es stellt auch einen sehr häufigen Fehler in allen Krankheiten dar, die, wie Schizophrenie, eine unbestimmte Behandlung erfordern: zu denken, dass man geheilt ist, und die Behandlung abbricht. Unsere fiktive Person Gabriel wird einen Rückfall haben und aufgrund der Bedingungen, unter denen dies geschieht, muss er ins Krankenhaus eingeliefert werden. Wir zeigen, wie die Krankenhauseinweisung den aktuellen Behandlungsverfahren folgt. Wir werden zwei andere Charaktere vorstellen, die sich in Situationen befinden, die sich von Gabriels unterscheiden, aber bei Schizophrenie sehr häufig sind: die Person, die die Behandlung nicht akzeptiert, repräsentiert durch die Geschichte von Francisca, und die Person, die nicht gut auf Medikamente anspricht, repräsentiert durch die Geschichte von Carlos. Wir folgen der Geschichte von Gabriel, als er das Krankenhaus verlässt, und zeigen, wie er das Leben wieder aufnimmt, den Rehabilitationsprozess und die Verluste, die mit der Zeit teilweise überwunden werden. In diesem Kapitel werden wir auch wichtige Informationen über die Medikamente, ihre Wirkungen und was sie sind, einschließlich der üblicherweise verwendeten Dosen, vorstellen.

Das fünfte Kapitel behandelt ein Thema, das einen großen Einfluss auf das Leben von Menschen mit Schizophrenie und das ihrer Familien hat: Stigma. Die Art und Weise, wie wir uns entschieden haben, dieses

Thema anzugehen, besteht darin zu zeigen, wie sich Menschen in verschiedenen Situationen fühlen. Wir werden auch Wege vorstellen, um mit der Etikettierung und Diskriminierung umzugehen, die das Stigma mit sich bringt. Gabriel sucht Drogen als eine Möglichkeit, akzeptiert zu werden, was eine Aktion von der Familie und den Gesundheitsfachleuten erfordern wird. Wir zeigen, dass es Möglichkeiten gibt, mit stigmatisierenden Situationen umzugehen, und dass es notwendig ist, nicht Opfer des Unverständnisses der Gesellschaft gegenüber psychischen Störungen, insbesondere der Schizophrenie, zu werden.

Das sechste Kapitel hat als Thema das Familienleben, die Beziehung der Familienmitglieder zueinander, wobei betont wird, dass die Person mit Schizophrenie Teil dieser Beziehungen ist. Dieses Thema ist sehr umfangreich, und so haben wir eine Reihe von wichtigen Themen ausgewählt, die der Person mit Schizophrenie und ihrer Familie helfen können, über Wege nachzudenken, gute Lebensweisen miteinander aufzubauen. Durch die Charaktere werden wir Themen ansprechen, die das Zusammenleben aus realen Situationen, die wir kennen, und Wege zur Problemlösung betreffen. Wir werden die Bedeutung der Familie beim Versuch, Probleme zu lösen, sowie den Wert der Nutzung der Ressourcen der Gemeinschaft zur Herstellung eines Netzwerks von lohnenden Beziehungen zeigen und danach streben, dass die Krankheit keinen zentralen Platz in den Beziehungen einnimmt, damit alle mit Qualität leben und sich nur um die Fragen der Schizophrenie in Bezug auf die Anforderungen, die sie mit sich bringt, kümmern können. Dies ist das, was wir als Wege der Überwindung verstehen.

Das siebte Kapitel, das das Buch abschließt, präsentiert Erholung und neue Perspektiven. Wir bringen Informationen, die ein Verständnis der Krankheit auf der Grundlage der Wissenschaft ermöglichen, da wir glauben, dass diese Informationen dazu beitragen, Missverständnisse über die Krankheit und über die Psychiatrie aufzulösen. Wir haben sie für das letzte Kapitel aufgehoben, weil wir es für notwendig halten, den Prozess des Krank-Werdens und der Behandlungssuche auf eine erfahrungsbasierte Weise zu verstehen, damit diese Informationen besser genutzt werden können. Die Erfahrung zeigt, dass die Genesung bei Schizophrenie als Ergebnis eines Prozesses über die Zeit verstanden werden muss, bei dem die notwendige Pflege für die Kontrolle der Krankheit aufrechterhalten wird und in dem die Person und ihre Familie lernen, mit Situationen umzugehen und Wege neu zu gestalten, die ein Leben mit Qualität ermöglichen. Dies wird durch die Genesungsgeschichte jedes der Charaktere veranschaulicht, basierend auf realen Geschichten, die wir kennen. Wir werden die Bedeutung der Teilnahme an Vereinen und Unterstützungsgruppen zur Überwindung der Isolation und zum Austausch von gemeinsamen Erfahrungen ansprechen sowie die Organisation der Rechteverteidigung. Schließlich werden wir die neuesten Forschungen zur Früherkennung von Schizophrenie diskutieren, die in naher Zukunft die Prävention der Krankheit ermöglichen wird.

Wir hoffen, dass die Lektüre dieses Buches nützliche Informationen liefert und neue Ideen für die Pflege von Schizophrenie und eine gute Lebensqualität erbringt. Dies war die zentrale Motivation in unserer Arbeit: zur Verbesserung des Lebens von Menschen mit Schizophrenie und ihren Familien beizutragen und diese Krankheit als menschlichen Zustand darzustellen, der verstanden werden kann und mit dem es möglich ist, gut zu leben.

Danksagungen

Dieses Buch ist das Ergebnis dessen, was wir von Menschen mit Schizophrenie und ihren Familien durch jahrelangen Kontakt in verschiedenen Aktivitäten, in der Klinik und im Leben gelernt haben. Mit ihren Geschichten und Kämpfen, Leiden und Überwindungen haben diese Menschen uns gelehrt und uns dazu angeregt zu schreiben, um diese Erfahrungen in einer Sprache zu vermitteln, die den Gesprächen, die wir in diesen Jahren geführt haben, sehr nahe kommt. Allen Familienmitgliedern und Patienten des Schizophrenie-Programms (PROESQ), der Bundesuniversität von São Paulo (UNIFESP) und der Brasilianischen Vereinigung von Familienmitgliedern, Freunden und Trägern von Schizophrenie (ABRE) und den Mitarbeitern und Helfern von ABRE danken wir für die Möglichkeit, einander getroffen zu haben, Zeit miteinander verbracht zu haben und durch diesen reichen Dialog gelernt zu haben.

Simone Rocha und Christian Schneider danken wir für ihr Vertrauen in unseren Vorschlag von Anfang an und für die Anregung und Unterstützung des Projekts während fast 2 Jahren der Zusammenarbeit.

Dr. Itiro Shirakawa und Nilton Vargas danken wir für das Teilen des Traums, eine bessere Welt für Menschen mit Schizophrenie und ihre Familien zu schaffen.

Unseren Kollegen und Freunden: Ary Gadelha, Cecília Attux, Cristiano Noto, Elaine Vieira, Fernanda A. Pimentel, Fernando S. Lacaz, Fernando Paz, José Alberto Orsi, Larissa C. Martini, Lucas Moya Ventura, Luiz Cláudio Freire, Maria Eduarda Caruso, Marlene Apolinário, Miguel R. Jorge, Marcelo Q. Hoexter (Dr. Marcelo), Romilda Viana Lima, Stella M.

Malta, Vânia Bressan, Wagner Barbosa de Souza und Wulf Dittmar danken wir für die Beiträge, das Vertrauen und die Partnerschaft in der Studie.

Inhaltsverzeichnis

1	**Die Erfahrung, krank zu werden**	1
	Was ist Schizophrenie?	1
	Verschiedene Standpunkte	3
	Alles hat einen Anfang	5
	Ein Pfad, der sich zu ändern beginnt	7
	Der andere Weg	8
	Die Welt anders wahrnehmen	10
	Positive Symptome	12
	Eine andere Verständnis von Dingen	13
	Die Realität kann sehr verwirrend sein	15
	Verblasste Farben	16
	Verlorene Energie	18
	Negative Symptome	19
	Kognition und Schizophrenie	20
	Neuropsychologie	21
	Pfade und Möglichkeiten	22
	Der erste Schritt	24
2	**Der Weg zur Diagnose**	25
	Wie versteht man das Unbekannte?	25
	Krankheit oder spirituelles Übel?	27
	Zur Hilfe kommen	29
	Aber was ist die Krankheit?	30
	Ein Weg	32
	Zusammenleben ist nicht immer einfach	33

Der Beginn der Verbesserung	35
Arbeitstherapie und Rehabilitation	36
Ist er verrückt?	37
Der Weg zur Diagnose	39
Die Bedeutung der Arzt-Patienten-Beziehung	41
Ist es heilbar?	42
Ein notwendiges Lernen	43

3 Was ist diese Krankheit?   47

Wissenschaftliches Verständnis verringert die Stigmatisierung der Krankheit	47
Epidemiologie und Auswirkungen auf die Gesellschaft	48
Welches Körperorgan wird von Schizophrenie beeinflusst?	51
Genetik und Schizophrenie	52
Ary Gadelha de Alencar Araripe Neto	52
Veränderungen in der Funktion des Gehirns: Dopamin	53
Behandlung der Veränderung im Gehirn: Antipsychotika	55
Neuroprogression	57
Eine realistische Hoffnung: Neuroplastizität	58

4 Behandlung   61

Allgemeine Aspekte	61
Ein anderer Weg: Die Rückkehr	62
Ein sehr häufiger Fehler	64
Die Bedeutung von Medikamenten	66
Verhinderung von Rückfällen	67
Eine andere Form der Pflege	69
Entmystifizierung der Krankenhauseinweisung	71
Erfahrung der Krankenhauseinweisung	72
Menschliche Pflege: Die Rolle der Pflege	73
Wenn die Person nicht denkt, dass sie krank ist	74
Wenn Medikamente nicht wirken	76
Nach der akuten Krise	78
Die Bedeutung der Gesundheitsversorgung	79
Was die Experten sagen	80
Vortrag	81
Langzeitüberwachung	86
Medikamente: Neue Perspektiven	87
Psychotherapie	88

	Rehabilitation	89
	Erholung	90
	Weg zur Erholung	92
5	**Stigma: Wie Menschen sich fühlen**	**93**
	Etiketten	93
	Zeugnis	94
	Konzept	94
	Mangel an Bewusstsein: Wo alles beginnt	96
	Akzeptanz von Einschränkungen	97
	Wahnsinn: Ein Wort, das verletzen kann	99
	Bewusstsein ist schwierig	101
	Diskriminierung und Verheimlichung	102
	Schwierige soziale Beziehungen	104
	Stigma erleben	106
	Isolation	107
	Verpasste Chancen	108
	Schizophrenie und Drogenkonsum	110
	Erfahrung mit dem Gebrauch von Marihuana	112
	Umgang mit Stigma	112
	Zwei Aspekte der Stigmatisierung	114
6	**Familieninteraktion**	**117**
	Familie	117
	Die Fragen jeder Person	118
	Was ist die magische Formel?	120
	Eine akute schizophrenische Krise desorientiert jeden	122
	Umgang mit einer Krisenzeit	123
	Wenn die Behandlung abgelehnt wird	125
	Verhinderung von Rückfällen	126
	Ein einladendes Umfeld schaffen	128
	Familienbeziehungen	130
	Ressourcen in der Gemeinschaft finden	130
	Autonomie fördern	132
	Eine erfolgreiche Erfahrung	134
	Wege zur Überwindung	135
	Vom Zusammenleben lernen	137
7	**Genesung und neue Perspektiven**	**139**
	Genesung	139

Die Genesung von Carlos 139
Franciscas Genesung 141
Gabriels Genesung 142
   Einem Pfad folgen 143
Medikamente: Neue Perspektiven 145
   Frühe Behandlung 146
Zusammen wird der Weg leichter 147
Teilnahme und Fürsprache 149
Die Zukunft: Früherkennung 150
Perspektiven 151
Realistische Hoffnung 152

Anhang 155

Glossar 163

Über die Autoren

Jorge Cândido de Assis lebt seit 38 Jahren mit Schizophrenie. Er ist Industrietechniker in der Elektrotechnik, Mitglied des Schizophrenie-Programmteams (PROESQ) der Abteilung für Psychiatrie der Bundesuniversität von São Paulo (UNIFESP) und Gastprofessor im Medizinstudium an der UNIFESP. Er war Vizepräsident der brasilianischen Vereinigung von Verwandten, Freunden und Patienten mit Schizophrenie (ABRE) (2009–2020).

Cecília Cruz Villares Cecília ist eine psychologische Gesundheitspraktikerin und Familientherapeutin aus São Paulo, Brasilien. Sie hat eine Ausbildung in Ergotherapie, einen Master-Abschluss in psychischer Gesundheit und ist zertifizierte Praktikerin und Trainerin im Open Dialogue vom Institute for Dialogic Practices (NY, USA). Als Direktorin am NOOS-Institut koordiniert sie Ausbildungsprogramme in dialogischen Praktiken und Open Dialogue in Brasilien, Portugal und Spanien und Lateinamerika. Sie arbeitete von 1984 bis 2017 in der Abteilung für Psychiatrie der Bundesuniversität São Paulo (UNIFESP) als Mitglied des Schizophrenie-Ambulanzteams. Seit 2000 koordiniert sie ein Projekt, das Strategien und Maßnahmen von Forschung bis Bildung und Fürsprache zur Reduzierung des mit Schizophrenie verbundenen Stigmas in Brasilien etabliert hat. Eine der Hauptleistungen dieser Bemühungen war die Gründung einer nationalen Schizophrenie-Vereinigung (ABRE), die sich der Unterstützung und Stärkung von Menschen mit Schizophrenie und ihren Familienmitgliedern widmet und Informationen an die professionelle und die laienhafte Gemeinschaft verbreitet.

Rodrigo Affonseca Bressan Rodrigo ist Psychiater und Neurowissenschaftler, Professor an der Bundesuniversität von São Paulo (UNIFESP) und am King's College in London. Er hat das Schizophrenie-Programm an der UNIFESP und ein Integratives Neurowissenschaftslabor (LiNC) und ein Integratives Neurowissenschaftslabor (LiNC) 10 Jahre lang geleitet und mehr als 400 wissenschaftliche Artikel verfasst, einige davon konzentrieren sich auf „Hoffnung". Er ist der Präsident des Instituto Ame Sua Mente (Liebe-Deinen-Geist-Institut), das sich auf die Prävention von psychischen Störungen und die Fürsprache für psychische Gesundheit in Schulen konzentriert. 2016 wurde Rodrigo mit der Medaille für legislative Verdienste ausgezeichnet, der höchsten Auszeichnung, die vom brasilianischen Kongress verliehen wird, für seine Bildungsarbeit zur Entstigmatisierung von Menschen mit psychischen Störungen und zur Sicherung ihrer Rechte.

1

Die Erfahrung, krank zu werden

Was ist Schizophrenie?

Wir beginnen die Antwort auf diese Frage mit der Überlegung, dass es technisch sehr schwierig oder sogar unmöglich ist, Fragen wie „Was ist es?" zu beantworten. Wenn wir diese Art von Fragen beantworten, formulieren wir unweigerlich eine Definition, lassen jedoch verschiedene Merkmale und Erfahrungen aus, die die Definition nicht berücksichtigt. Ein Weg, um diese Schwierigkeit zu umgehen, besteht darin, so gut wie möglich zu versuchen, die Frage „Wie geschieht es?" zu beantworten; dann können wir eine Beschreibung skizzieren, die dem Leser hilft. Das ist es, was wir jetzt beginnen und im Laufe des Buches weiterentwickeln werden. Hier laden wir zum Beginn eines Gesprächs ein, das uns zu einem positiven Verständnis von Schizophrenie führt.

Dieses Kapitel befasst sich mit der Erfahrung, verrückt zu werden. Der erste Absatz des Vorworts präsentiert in wenigen Worten, was wir im Laufe dieses Kapitels detaillierter darstellen werden. „Wahnsinn" ist ein Begriff, der seit Jahrhunderten verwendet wird, um Einstellungen und Verhaltensweisen zu qualifizieren, die nicht dem Erwarteten und Natürlichen entsprechen und, indem sie keinen Sinn ergeben oder in der Gemeinschaft nicht akzeptiert werden, Leiden für diejenigen erzeugen, die sie erleben, und Angst für diejenigen, die sie nicht verstehen. In diesem Sinne repräsentiert Schizophrenie, wie unten klar wird, gut, was die Menschen als Wahnsinn verstehen, und das rechtfertigt den Titel dieses ersten Kapitels.

Unser Ziel ist es, die Sichtweise der Menschen auf den Wahnsinn als etwas Unverständliches und Angst Erzeugendes zu ändern. Wir werden zeigen, dass Schizophrenie eine menschliche Erfahrung ist, die verstanden werden kann, und, noch wichtiger: Wir werden im Laufe des Buches zeigen, dass es eine Krankheit ist, dass sie behandelbar ist und dass Genesung möglich ist. Einige Leute mögen denken, dass wir idealistisch sind und die Realität der Menschen, die an Schizophrenie leiden, nicht kennen. Doch aus unserer Kenntnis und unserer Arbeit mit Menschen mit Schizophrenie erwuchsen mehrere Verständnisansätze, die wir skizziert haben und die in der Praxis zur Verbesserung und Genesung beitragen können. Wir haben nicht über theoretisches Wissen geschrieben, mit dem man versucht, Probleme intellektuell zu lösen; wir haben versucht, einen Weg zur Förderung von Verständnis und Veränderung sowohl für die Person mit Schizophrenie als auch für ihre Familie darzustellen.

Es ist notwendig zu beschreiben und zu erklären, was wir meinen, wenn wir den Begriff „Schizophrenie" verwenden, der sowohl eine Krankheit ist, die hauptsächlich die Funktion des Gehirns beeinträchtigt, als auch eine sehr ungewöhnliche und schwierige Erfahrung der Realität. Wir werden beide Aspekte im Laufe des Buches klären. Zunächst werden wir einige Informationen vorstellen, die ein erstes Verständnis der Natur der Schizophrenie bieten. Schizophrenie als Krankheit ist das Ergebnis mehrerer miteinander verbundener Faktoren im Laufe der Geschichte einer Person. Zu den bekannten Faktoren gehören Probleme während der Schwangerschaft und/oder Geburt, genetische Probleme, Probleme bei der Reifung des Gehirns im Laufe des Lebens und Stressoren, die die Person nicht ertragen kann. Wenn diese Reihe von Faktoren auf eine bestimmte Weise und in einer bestimmten Lebensphase einer Person wirken, kann sie Schizophrenie entwickeln. Heute ist bekannt, dass einer der Effekte, die das Verhalten der Person mit Schizophrenie fördern, eine Zunahme des Dopamins und seiner Funktion ist. Dopamin ist eine der vielen chemischen Substanzen, die die Informationsübertragung im Gehirn ermöglichen. Alle Medikamente zur Kontrolle der Schizophrenie (Antipsychotika) wirken durch die Regulierung der Dopaminfunktion. Schizophrenie ist daher eine komplexe Krankheit, kann aber so kontrolliert werden, dass der Patient und seine Familienmitglieder ein qualitativ hochwertiges Leben führen können. Die am meisten empfohlene Behandlung der Schizophrenie erfordert ein Team mit verschiedenen Fachleuten: Psychiater, Krankenschwester, Psychologe, Ergotherapeut und Sozialarbeiter. Weitere Informationen über die multifaktoriellen Ursachen der Schizophrenie werden im Laufe des Buches und insbesondere in Kap. 3 vorgestellt.

Schizophrenie als eine andere Erfahrung der Realität wird in diesem Kapitel durch die Erfahrungen unserer Figur Gabriel und seiner Familie geklärt. Nun ist die Einladung zum nächsten Punkt dieses Kapitels der Dialog zwischen den verschiedenen Ansichten, die die Menschen über Schizophrenie haben.

Verschiedene Standpunkte

Die Sichtweise, die jede Person zu einem Thema oder einer Art von Erfahrung hat, hängt mit ihrem vergangenen Leben zusammen. Es gibt keine einzige Wahrheit, die uns Garantien darüber gibt, wie die Realität aussieht. Selbst in der Mathematik, der genauesten aller Wissenschaften, gibt es unterschiedliche Ansichten über ihre Prinzipien. Wie wir am Anfang der Einleitung sagten, verstehen wir im Kontext, in dem Menschen mit Schizophrenie leben, dass es vier verschiedene Standpunkte gibt: den Standpunkt der Person mit Schizophrenie, den ihrer Familienmitglieder, den der Fachleute und den der Gemeinschaft, in der sie leben. Es ist wichtig zu betonen, dass jeder von ihnen aus seiner eigenen Perspektive korrekt ist. Wir werden nun versuchen, ein wenig von jedem dieser Standpunkte zu zeigen.

Unser Ziel ist es, einige Überlegungen vorzustellen, die den Dialog zwischen diesen Ansichten erleichtern. Ein legitimer Dialog ist nur dann möglich, wenn er seinen Ursprung in der Akzeptanz des Standpunkts der anderen Person hat, auch wenn er sich von dem eigenen unterscheidet, und ein gemeinsames Verständnis fördert. Einmal kam eine Person mit Schizophrenie zu uns und bat um eine Broschüre, die wir zu dem Thema veröffentlicht hatten, um sie ihrem Vater zu geben, damit er verstehen würde, dass sie eine Krankheit hatte und nicht faul war, wie er gesagt hatte. Wir kennen das Ergebnis dieser Initiative nicht, aber wir sind uns einer Sache sicher: Wenn diese Person nicht offen mit ihrem Vater gesprochen hätte, wäre es für ihn schwierig, seine Sichtweise zu ändern.

Die Person mit Schizophrenie durchläuft verschiedene Phasen der Krankheit. Eine ist die akute Krise, die von Wochen bis zu einigen Monaten dauern kann; in diesem Fall erfordert der Dialog von anderen Menschen eine auf die Förderung der Pflege ausgerichtete Akzeptanz; zu diesem Zeitpunkt durchlebt die Person eine sehr schwierige und desorientierende Situation. Der Dialog kann unter diesen Bedingungen mehr dazu dienen, Vertrauensbindungen zu knüpfen als auf irgendeine Weise zu überzeugen. Eine weitere Phase ist die Stabilisierungsphase, die Jahre dauern kann, wenn die Person mit Schizophrenie die Behandlung einhält. In diesem Fall kann ein auf Akzeptanz basierender Dialog dazu dienen, eine Brücke zwischen den Problemen, die die Person erlebt, und den Ansichten anderer, mit denen sie lebt, zu schaffen, die Isolation zu verringern und eine zufriedenstellende Art von Beziehung zu fördern, die sich im Laufe der Zeit verbessern kann.

Familienmitglieder sind oft ratlos, wie sie handeln sollen, wenn ein Familienmitglied an Schizophrenie erkrankt. Es handelt sich um eine neue Erfahrung, die viele Schwierigkeiten mit sich bringt, und Familienmitglieder können sich zwischen zwei Extremen befinden: Konformität, die dazu führt, dass sie nicht nach Wegen suchen, die Beziehungen zu verbessern, und Nichtakzeptanz, die dazu führt, dass sie wollen, dass die Dinge über Nacht gelöst werden, sei es durch Medikamentenwechsel, Verlassen auf nur eine Art von Gesundheitsfachmann oder Nichtakzeptanz der Krankheit.

Es ist notwendig, einen Mittelweg zu finden: die Präsenz der Krankheit zu verstehen, ohne sich anzupassen – „so ist es eben" – und immer zu versuchen, die beste Lösung für jede Situation zu finden. Eine der Eigenschaften der Schizophrenie ist, dass es sich um eine chronische Krankheit handelt – das heißt, sie erfordert eine langfristige Pflege. Die Ergebnisse sind oft langsamer, als wir es uns wünschen würden, aber Verbesserungen sind nur möglich durch die ständige und tägliche Suche nach Problemlösungen und Dialog.

Gesundheitsfachleute sind ausgebildet, um Pflege zu fördern und der Person mit Schizophrenie und ihren Familien dabei zu helfen, die Probleme zu bewältigen, die aus der Krankheit entstehen. Jeder Fachmann hat mehr Ausbildung für eine Art von Aktion. Es ist immer sehr vorteilhaft für den Patienten, wenn die Fachleute kommunizieren und die besten Lösungen suchen. In der Praxis ist dieser Dialog aus verschiedenen Gründen nicht immer ideal, trägt aber in gewissem Maße immer zu einer integrierteren Pflege bei. Ein weiterer wichtiger Aspekt ist der Dialog der Gesundheitsfachleute mit dem Patienten und seiner Familie, der durch die Förderung der Bildung von Bindungen – eine Art von Vertrauens- und Aufmerksamkeitsbeziehung – ermöglicht, dass die in die Behandlung eingebrachten Themen auf bestmögliche Weise behandelt werden.

Jede Gemeinschaft hat ihre eigene Art zu funktionieren. Wenn die Menschen Zugang zu korrekten Informationen über psychische Störungen haben, ist es möglich, Beziehungen der Solidarität aufzubauen, die Isolation der Patienten zu verringern, indem Vorurteile abgebaut und die Angst, die Unwissenheit mit sich bringt, beseitigt wird. Informieren und Bilden sind die Aufgaben der Brasilianischen Vereinigung der Familien, Freunde und

Träger von Schizophrenie (ABRE). Wir werden dieses Thema in den Kap. 4 und 5 genauer behandeln.

Lassen Sie uns als Nächstes die Geschichte von Gabriel betrachten, die gut veranschaulicht, was wir bisher gesagt haben.

Alles hat einen Anfang

Die Person mit Schizophrenie erlebt die Realität auf eine andere Weise, und diese Erfahrung verursacht unweigerlich viele Konflikte in Beziehungen. Wir werden versuchen zu beschreiben, wie dieser Prozess beginnt, indem wir nachvollziehen, wie es im Leben von Gabriel passiert ist. Dieser Anfang findet weit vor dem Auftreten von Symptomen statt.

Gabriel beendete seine Schulausbildung und begann zu arbeiten. Bis dahin hatte sein Leben einen natürlichen Verlauf genommen. Er durchlief den Übergang zwischen Schule und Arbeitsumfeld, nun mit mehr Verantwortung und einer strengeren Routine, und es war durch diese Veränderungen, dass er bestimmte Schwierigkeiten zu spüren begann, die er zuvor nicht bemerkt hatte.

Er beginnt Schwierigkeiten zu haben, sich mit Menschen bei der Arbeit zu verbinden. Zu Hause beginnt sein Verhalten sich zu verändern; er spricht weniger mit seinem Bruder und seiner Schwester und den Eltern. Gabriel beginnt sich zu isolieren und fühlt sich einsam. Er distanziert sich von Menschen, vermeidet es, mit Freunden auszugehen, und spricht nicht viel, wenn Verwandte zu seinem Haus kommen.

Sein Leistungsabfall und seine allmähliche Isolation markieren den Beginn des Auftretens von Schizophrenie. Das bedeutet nicht, dass jeder junge Mensch, der eine schwierige Zeit durchmacht, die Krankheit haben wird, aber die meisten Menschen, die sie entwickeln, berichten von Erfahrungen ähnlich wie Gabriel vor dem Auftreten von Symptomen.

Diese Situation beginnt zunehmend problematisch und stressig zu werden. Dann entscheidet sich Gabriel, aufzuhören zu arbeiten und zu Hause zu bleiben, um für die Universitätsaufnahmeprüfung zu lernen. Die Familie bemerkt seine Schwierigkeiten, findet aber immer eine Erklärung für das, was er durchmacht. Sie glauben, dass es eine Phase des Wandels ist, eine schwierige Phase, die er überwinden wird.

Gabriel verbringt den größten Teil seiner Zeit in seinem Zimmer, studierend. Er verliert sogar das Interesse daran, die Fußballspiele seines Lieblingsteams zu sehen. Dieses Verhalten beunruhigt seine Eltern, aber sie hoffen, dass ihr Sohn nach der Universitätsaufnahmeprüfung neue Freunde finden und wieder der glückliche und lebhafte Mensch werden wird, der er immer war.

Gabriels Familie ist nicht anders als andere; Jugendliche werden in der Regel unabhängiger und teilen nicht alles, was sie mit ihren Eltern erleben. Die Haltung von Gabriels Eltern, toleranter zu sein und zu hoffen, dass diese Phase im Leben ihres Kindes sich mit der Zeit von selbst lösen wird, ist natürlich.

Leider besteht Gabriel die Universitätsaufnahmeprüfung nicht. Er sieht dies als eine große Niederlage an, und es erhöht seine Isolation und sein inneres Leiden. Fern von seinen Freunden und distanziert von familiären Beziehungen findet er niemanden, mit dem er die schwierige Situation, die er durchmacht, teilen kann.

Seine Eltern sprechen mit ihm, versuchen Unterstützung anzubieten und sagen, dass er geduldig sein und seine Projekte nicht aufgeben muss. Sein Bruder und seine Schwester versuchen auch mit ihm zu sprechen, damit er nicht alles so ernst nimmt, sich ablenkt und versteht, dass die Universitätsaufnahmeprüfung wichtig ist, aber dass er für das nächste Jahr besser vorbereitet sein wird. Gabriels Leiden ist jedoch sehr tief; er kann nicht ausdrücken, was er fühlt und dieses Gefühl mit anderen Menschen teilen. Was die Familienmitglieder ihm sagen, verstärkt das Gefühl, dass sie nicht verstehen können, was in seiner inneren Welt vor sich geht. Die Familie sollte sich nicht schuldig fühlen, wenn eine Person eine psychische Störung entwickelt; die angemessenste Reaktion besteht darin, Ressourcen in Beziehungen zu entwickeln, um ihr zu helfen.

Es sollte beachtet werden, dass viele junge Menschen durch schwierige Phasen gehen, wie sie in Gabriels Fall beschrieben wurden, und es schaffen, die Schwierigkeiten zu überwinden. Menschen, die eine Prädisposition für die Schizophrenie haben, sind stärker anfällig für Stress und Enttäuschungen im Leben, und wenn sie auftreten, sind sie die Elemente, die den Prozess auslösen, der die Symptome der Schizophrenie hervorbringt.

Wir werden im letzten Kapitel zeigen, dass es bereits Forschungen gibt, um Situationen wie die von Gabriel, die als Hochrisiko bezeichnet werden, zu identifizieren und Unterstützung für den Beginn der Schizophrenie anzubieten oder sogar zu verhindern oder die Krankheit frühzeitig zu behandeln. Die Zukunft dieser Studien weist auf präventive Arbeit am Anfang des Prozesses hin, der die Krankheit auslöst.

Ein Pfad, der sich zu ändern beginnt

Vor dem Auftreten von Symptomen der Schizophrenie gibt es eine Periode, die wir als Prodrom bezeichnen. In dieser Zeit ändert die Person allmählich die Art und Weise, wie sie die Welt um sich herum und die Beziehung zu anderen wahrnimmt. Wir konnten sehen, dass die Veränderungen in Gabriels Leben letztendlich zu Isolation und Schwierigkeiten führten, die schwierigen Erfahrungen, die das Leben in seine Geschichte gelegt hat, mit den ihm nahestehenden Menschen zu teilen. Lassen Sie uns sehen, wie sich diese Situation entwickelt.

Nach und nach begann Gabriel, eine andere Wahrnehmung von Dingen und Ereignissen um sich herum zu entwickeln. Er beginnt Beweise dafür zu finden, dass das Verhalten anderer Menschen mit ihm zusammenhängt. Wir geben normalerweise nicht viel auf das, was Menschen einander sagen oder wie sie sich verhalten; dies geschieht nur, wenn Menschen uns ansprechen. Gabriel wird misstrauisch und beginnt zu glauben, dass jedes Ereignis um ihn herum mit ihm zusammenhängt.

Zusammen mit diesem Misstrauen beginnt Gabriel auch, die Umgebung anders wahrzunehmen. Menschen, die Farben der Dinge und Orte sowie die Geräusche, die er hört, werden mit größerer Intensität wahrgenommen. Er beginnt, auf eine Art und Weise in der Welt zu sein, die von großer Verwirrung geprägt ist, die er anderen Menschen nicht erklären kann. Diese neuen Wahrnehmungen führen dazu, dass er sich noch mehr isoliert und seine Lebenserfahrung noch schwieriger macht.

Es ist wichtig zu bedenken, dass diese Veränderungen in der Wahrnehmung und im Verhalten nicht auf Gabriels Art zu sein zurückzuführen sind; sie liegen nicht in seiner Kontrolle. Die Veränderungen finden statt, und er sieht sich in der Situation verwickelt. Diese Veränderungen hängen mit dem Ungleichgewicht in den Chemikalien zusammen, die für die Informationsübertragung im Gehirn verantwortlich sind, den sogenannten Neurotransmittern.

Seine Familie bemerkt seine Schwierigkeiten, und alle machen sich Sorgen um ihn und die Veränderungen in seinem Verhalten. Seine Eltern versuchen mit ihm zu sprechen, um herauszufinden, was los ist; sie raten Gabriel, aus dieser Isolation herauszukommen, zu versuchen, mit seinem Bruder und seiner Schwester und Freunden auszugehen. Was Gabriel jedoch erlebt, ist ein innerer Konflikt; er selbst ist sich nicht klar darüber, was vor sich geht, und die Ratschläge seiner Eltern helfen ihm nicht viel.

Seine Eltern und sein Bruder und seine Schwester meinen es gut und versuchen, ihm zu helfen, aber Gabriel weiß nicht, wie er die Dinge definieren soll, die er erlebt; es ist kein klares Problem, für das man um Hilfe bitten kann, um es zu lösen, oder ein Gefühl, das durch das Gespräch mit einer vertrauenswürdigen Person verbessert werden kann. Es ist eine Reihe von Dingen, die Gabriel fühlt und die er anderen Menschen nicht erklären kann, auch wenn es Familienmitglieder sind, die Hilfe anbieten.

Auch die Menschen in der Gemeinschaft bemerken, dass die jungen Leute anders sind, misstrauischer, und sie reden nicht mehr so wie früher. Allerdings schenken die Menschen normalerweise Bekannten nicht viel Beachtung; sie sind mehr mit ihrem eigenen Leben beschäftigt. Dieser Rückzug aus sozialen Beziehungen ist einer der Faktoren, die das Stigma über die Krankheit nähren, da Distanz die Aufrechterhaltung von Vorurteilen begünstigt, die eine negative und vorgefasste Sicht auf Menschen sind.

Gabriel setzt seine Isolation fort und distanziert sich sogar von seinen Verwandten. Seine Wahrnehmungen sind sehr unterschiedlich, und seine Gedanken sind geprägt von einer verzerrten Sicht auf das, was um ihn herum geschieht. Es ist wichtig zu betonen, dass unser Charakter überhaupt keine Vorstellung davon hat, was mit ihm geschieht.

Gabriel befindet sich auf einem Pfad, der sich zu ändern beginnt. Er hat keine inneren Ressourcen, um mit den Wahrnehmungen und Eindrücken umzugehen, die ihm Situationen und Beziehungen präsentieren. Darüber hinaus sehen die Menschen, die ihn lieben, seine Familie, keine Ergebnisse in ihren Versuchen, ihm aus dieser Situation zu helfen. Dies ist eine Phase, die alle in der Familie verwirrt, und die häufigste Reaktion ist zu glauben, dass sich die Dinge verbessern werden und dass die Person die schlechte Phase, durch die sie gerade geht, überwinden wird. Im Falle der Schizophrenie sind die Dinge jedoch komplizierter als die Fähigkeit der Person und der Familienmitglieder, einen Ausweg zu finden. Idealerweise sollten sie Hilfe von Gesundheitsfachleuten suchen, aber normalerweise widerstehen die Menschen, bis sie diese Art von Hilfe erhalten, und hoffen weiterhin, dass das Problem gelöst wird.

Der andere Weg

Schizophrenie präsentiert sich im Leben einer Person als ein anderer Weg, mit dem sie lernen muss zu leben. Für viele ist es anfangs eine verführerische Erfahrung, die jedoch bald beängstigend wird. Die Symptome bilden ein Netzwerk von Erfahrungen, in dem jedes Symptom den anderen eine Bedeutung gibt. Erst mit der Zeit und Behandlung lernt die Person, mit diesem Weg zu leben. Anhand von Gabriels Erfahrung werden wir einige der Hauptsymptome der Schizophrenie beschreiben und, wenn angebracht, wie sie miteinander in Beziehung stehen.

Gabriel beginnt, den verschiedenen Wahrnehmungen, die er erlebt, Bedeutung zuzuschreiben und zu fühlen, dass die Dinge, die passieren und das Verhalten der Menschen, tatsächlich mit ihm in Verbindung stehen. Dies ist eine sehr schwierige Erfahrung, und der Weg, sie zu verstehen, besteht darin, Gedanken, die sie rechtfertigen. Seine Gedanken werden manchmal verwirrt, und er kann nicht richtig interpretieren, was die Leute ihm sagen. Darüber hinaus präsentieren die Wahrnehmungen der Sinne eine völlig andere Realität, geprägt von ebenfalls unterschiedlichen Empfindungen. Gabriel nimmt Geräusche intensiver wahr, bis er anfängt, Stimmen zu hören. Die Gerüche und Geschmäcker von Lebensmitteln sind nicht mehr die gleichen. Sein Verhalten ändert sich: Gabriel beginnt auf eine Weise zu reagieren, die für ihn Sinn macht, aber für seine Familienmitglieder sehr seltsam ist.

Unsere Figur erlebt eine Krisenzeit im Prozess der Schizophrenie, technisch bekannt als eine akute psychotische Episode.

Leider gibt es große Fehlinformationen über psychische Störungen und insbesondere über Schizophrenie. Die Menschen assoziieren die ausgeprägten Veränderungen im Verhalten anderer Menschen in der Regel nicht mit einer Krankheit, die eine Behandlung benötigt, und sind sich der Ressourcen in ihrer Gemeinschaft, wo sie die Person zur Bewertung hinbringen können, nicht bewusst und häufig verzögern Angst und Vorurteile in Bezug auf Behandlung die Anfrage nach professioneller Hilfe. Dies wird in Gabriels Fall geschehen.

In einer akuten psychotischen Episode kann die Person eine Reihe von Verlusten erleiden; daher ist es wichtig, medizinische Hilfe zu suchen. Die Tatsache, dass sie an die Erfahrungen glauben, die sie machen, und dass ihre kritische Fähigkeit durch ihre Symptome getrübt wird, schadet den Beziehungen und verursacht Schäden, die schwer zu reparieren sind in ihrem inneren Leben. Wichtige Beziehungen, die als Referenz für die Person dienen, brechen oft auf eine Weise zusammen, dass die geschaffenen Situationen schwer zu überwinden sind. Die inneren Erfahrungen der Krise sind so real, beängstigend und tief, dass sie lange Zeit benötigen, um verstanden zu werden und soziale Anpassungsstörungen und Selbstwertverlust zu verursachen, die beide schwer zu überwinden sind.

Die Veränderungen, die Gabriel durchmacht, verursachen Fremdheit bei seinen Familienmitgliedern, und dies führt zu Konflikten in den Beziehungen. Für die Familienmitglieder ist es, als wäre er aus der Realität heraus; sein Verhalten macht in alltäglichen Situationen keinen Sinn. Diese Periode ist geprägt von einer Verschlechterung der Beziehungen, weil die Menschen auf Gabriels seltsames Verhalten reagieren.

Erst wenn die Familie nicht mehr mit ihm zurechtkommt, suchen sie Hilfe bei einem Arzt, der eine psychiatrische Nachsorge empfiehlt. Dies wird der Beginn einer langen Reise zur Genesung sein.

Der Beginn des anderen Weges, den die Schizophrenie der Person auferlegt, enthält große Schwierigkeiten, sowohl in ihrer inneren Welt als auch in ihrer Beziehung zu Menschen. Wie wir sehen können, hat dieser Weg seine Wurzeln in Veränderungen, die das Leben der Person als Ganzes betreffen.

Menschen in der Gemeinschaft, die nur auf die Handlungen der Person mit Schizophrenie in der Krise schauen, bezeichnen sie als verrückt. Zusätzlich zu dieser Person, die Fremdheit verursacht, erzeugen sie auch Angst. So entfernt sich die Gemeinschaft von ihnen, was ihre Isolation verstärkt.

Als Nächstes werden wir besser verstehen, was mit Gabriel los ist und die Hauptsymptome der Schizophrenie.

Die Welt anders wahrnehmen

Es besteht eine wechselseitige Beeinflussung zwischen dem, was eine Person wahrnimmt, denkt und fühlt. Um das Verständnis zu erleichtern, werden wir jedoch jedes Element der inneren Erfahrung separat behandeln. Hier werden wir die Wahrnehmungen der Sinne und die Art und Weise, wie sie in der Schizophrenie durch die Erfahrungen unserer Figur auftreten können, ansprechen.

Nach und nach ändert sich die Art und Weise, wie Gabriel die Welt um sich herum wahrnimmt, ohne dass er es merkt. Er beginnt, Geräusche mit mehr Intensität wahrzunehmen, sodass Geräusche, denen er zuvor keine Aufmerksamkeit schenkte, natürlich auffallen und seine Aufmerksamkeit erregen. Er beginnt, seltsame Geräusche zu hören, wie das Klopfen an der Wand seines Zimmers, was ihn denken lässt, dass die Nachbarn ihn ärgern wollen.

Dieser Prozess intensiviert sich und bringt Veränderungen in seiner Denkweise mit sich. Er beginnt dann, Stimmen zu hören. Die Stimmen sprechen untereinander über Gabriels Verhalten; einige loben ihn und sagen, wie besonders er ist, und andere kritisieren ihn und weisen auf seine innersten Mängel hin. Die Stimmen sind für ihn sehr real; obwohl er nicht sehen kann, wer spricht, findet er sich in dieser Erfahrung wieder, die immer beängstigender wird. Ärzte beschreiben diese Art von Erfahrung als akustische Halluzinationen. Was Ärzte nicht immer realisieren, ist, dass diese Stimmen nicht nur eine akustische Erfahrung sind, sondern in einem komplexen Kontext stattfinden, der Emotionen und Gedanken mit sensorischen Wahrnehmungen vermischt.

Als die akustischen Halluzinationen Gestalt annehmen, beginnt Gabriel, die Dinge, die er sieht, mit größerer Lebendigkeit wahrzunehmen. Die Farben, die Wahrnehmung der Konturen der Dinge und die Bewegungen der Menschen vermitteln ihm den Eindruck, dass die Welt sich verändert hat und dass sie sich auf eine andere, viel intensivere Weise präsentiert. Diese Wahrnehmung führt auch dazu, dass er seine Denkweise ändert.

Visuelle Elemente, denen Menschen normalerweise keine Bedeutung beimessen, nehmen eine besondere Bedeutung an. Bestimmte Schatten in seinem Haus erscheinen ihm als die anwesende Menschen. Wenn er in den blauen Himmel schaut, sieht er kleine transparente Formen wie Gesichter und Orte. In seinem Zimmer, wenn er auf die Lampe schaut, sieht er kleine Käfer, die er als „intelligente Lebensformen" interpretiert. Ärzte beschreiben diese Art von Erfahrung als visuelle Halluzinationen.

Gabriel beginnt auch, Essen anders zu riechen und zu schmecken, was, wie wir sehen werden, für ihn eine sehr schwierige Bedeutung annehmen wird. Ärzte beschreiben diese Art von Erfahrung als olfaktorische und gustatorische Halluzinationen.

Diese Wahrnehmungen erlebt Gabriel auf einsame Weise, weil er mit seinen Familienmitgliedern nicht teilen kann, was ihm passiert. Seine Familie bemerkt sein anderes Verhalten und spürt, dass es ihm nicht gutgeht, weiß aber nicht, wie sie ihn ansprechen und die Barriere abbauen kann, die er selbst errichtet hat.

Die Wahrnehmung der Welt auf eine andere Weise, durch Halluzinationen, verändert Gabriels Leben, und er glaubt an diese Halluzinationen. Die Welt, in der er lebt, ist nicht die gleiche, die die anderen teilen; er ist in Empfindungen und Wahrnehmungen verwickelt, die die Realität, in der er immer gelebt hat, in Frage stellen. Es ist eine sehr intensive Erfahrung, und jeder, der durchmacht, was Gabriel durchmacht, würde sich desorganisiert und verloren fühlen.

Es wäre einfacher, einen Großteil von Gabriels unterschiedlichem Verhalten zu verstehen, wenn es möglich wäre, sich an seiner Stelle zu befinden und die Erfahrungen zu durchleben, die er durchlebt. Leider werden die Menschen, die in dieser Zeit mit ihm zusammenleben, von seinem ungewöhnlichen Verhalten in Anspruch genommen und wissen nicht, wie sie handeln oder helfen sollen. Wenn man mit einer Person in einer akuten psychotischen Episode zusammenlebt, ist es die meiste Zeit das Wichtigste, zu entscheiden, welche Haltung man einnehmen soll, zu wissen, was man tun kann, um die Situation zu verbessern und mit den Konflikten umzugehen, und zu verstehen, was die Krise ist. Wir werden uns nun mit einigen Möglichkeiten befassen, wie man mit einer Person in einem Krisenmoment umgehen kann.

Positive Symptome

W.B. Bevor ich 16 war, führte ich ein normales Leben; plötzlich begann ich eine seltsame Empfindung zu haben, und ich hatte den Eindruck, dass das Fernsehen mit mir sprach, mir sagte, dass ich eine besondere Person (Superman) war und dass ich von allen Seiten beobachtet wurde; ich hatte den Eindruck, dass ich gefilmt wurde.

Zuerst fand ich es sehr seltsam und erzählte meinen Eltern, was passierte. Sie, wie ich, verstanden nichts. Als sie meinem Onkel, dem Bruder meines Vaters, einem Psychiater, erzählten, entschied ich, dass ich Schizophrenie hatte. Die Wahnvorstellungen und Halluzinationen waren jedoch intensiv; ich erhielt Nachrichten vom Fernsehen und Radio, die sagten, dass ich der Retter der Menschheit war und dass ich die Welt rettete. Ich hatte den Eindruck, dass die Menschen um mich herum, einschließlich meiner Familie, mich töten wollten und dass es eine Verschwörung gab. Ich hörte auch Stimmen, die mich lobten, und ich hörte andere, die sagten, dass ich nichts war und meine Handlungen kritisierten.

Einmal, in meinem Zimmer, hatte ich eine bizarre Halluzination; ich sah meine Seele meinen Körper verlassen und mit diesem Körper kämpfen, und ich hatte das Gefühl, dass meine Seele gewann. Danach reflektierte ich und erinnerte mich an den Film *Superman III*, wo das Gleiche passiert war. Ich hatte das Gefühl, dass die Menschen wussten, was ich dachte, und dass ich einen *Mikrochip* in meinem Gehirn hatte. Am nächsten Tag sah ich im Fernsehen eine Spirale, und dann hatte ich das Gefühl, von Außerirdischen entführt zu werden. Eine der Wahnvorstellungen, die ich hatte, war, dass ich dachte, meine Seele hätte die Macht, die Zeit mit meinen Idealen zu kontrollieren. Ich dachte, ich wäre der Komponist der Songs der Backstreet Boys und hatte das Gefühl, ich wäre das Zentrum der Welt. Ich dachte auch, dass die Lieder von Renato Russo für mich gemacht wurden und dass wir uns in seiner anderen Inkarnation und in meiner treffen und lieben würden, nur dass er in einem Frauenkörper inkarniert wäre. Was meine Wahnvorstellungen am meisten nährte, war eines seiner Lieder—*Lost in Space*—, das sagte, dass meine Seele, wie seine, von einem anderen Planeten kam, genau wie Superman. Ich hatte mehrere Wahnvorstellungen und seltsame Halluzinationen, die es mir schwermachten, mein Leben auf normale Weise zu führen. Heute, mit der Medikation, höre ich immer noch Stimmen, aber die Intensität ist geringer. Ich besuche die Willkommensgruppe und helfe meinen Eltern zu Hause mit kleinen Dingen. Ich gehe auf meine Farm, und ich bin ein DVD-Sammler. Ich schaffe es, ein glückliches Leben zu führen.

Eine andere Verständnis von Dingen

Zusätzlich dazu, dass Gabriel beginnt, die Welt durch seine Halluzinationen auf eine andere Weise wahrzunehmen, beginnt er auch, Erklärungen für diese Erfahrungen zu entwickeln. Er beginnt, sehr ungewöhnliche Gedanken und Gewissheiten zu haben.

Zunächst werden die von den Sinnen abweichenden Wahrnehmungen von Gabriel als eine besondere Fähigkeit, als paranormale Fähigkeiten verstanden und ein solches Verständnis ist zunächst verführerisch. Diese Erfahrungen gehen jedoch von verführerisch zu beängstigend über, geprägt von Verfolgungsideen.

Gabriels Gefühl, dass das, was die Leute sagten und taten, etwas mit ihm zu tun hatte, wurde zu einer Gewissheit, sodass jetzt alles, was um ihn herum geschieht, als Teil seiner Erfahrung verstanden wird. So bilden die Gespräche der Leute auf der Straße, seine Mutter, die das Haus putzt, Fernsehprogramme und Musik aus dem Radio Teile einer Verschwörung, in der sich Gabriel im Zentrum der Ereignisse fühlt. Ärzte beschreiben diese Art von Erfahrung als Wahnvorstellung mit Bezug.

Die Stimmen, die nette Dinge sagen, erzählen Gabriel, dass er besondere Kräfte hat und die Mission, die Welt zu verändern. Alles, was er fühlt, und die Gewissheit, dass alles um ihn herum in Funktion von ihm geschieht, bestätigt, was die Stimmen sagen. Das sind Größenwahnvorstellungen.

Die Stimmen jedoch, die gemeine Dinge zu Gabriel sagen, behaupten, dass er trotz dieser Kräfte nichts tut und dass es seine Schuld ist, dass schlechte Dinge wie Verbrechen und Kriege in der Welt passieren. Das ist der Schuld-Wahn.

Gabriel beginnt zu glauben, dass er gefilmt wird und dass es eine Verschwörung zwischen organisierter Kriminalität und der Polizei gibt, um ihn zu verfolgen, denn wenn er seine Kräfte einsetzen und die Probleme der

Menschheit lösen würde, würden sie reduziert und verloren gehen. Obwohl Gabriel keine Kamera oder physische Beweise dafür sieht, dass er gefilmt wird, fühlt er, dass dies geschieht; es ist eine unbestreitbare Gewissheit. In diesem Kontext gibt es niemanden, an den er sich um Hilfe wenden kann, denn selbst die Polizei ist verdächtig. Als er anfängt, verschiedene Gerüche zu riechen und das Essen anders schmeckt, beginnt er zu glauben, dass seine Familie ihn vergiften will, damit sie nicht von der Verfolgung betroffen sind. Gabriel fühlt sich von allen Seiten bedrängt und bedroht. Das sind die Verfolgungswahnvorstellungen.

Unter diesen Bedingungen, in denen Wahrnehmungsstörungen (Halluzinationen) die verschiedenen Gedanken bestätigen, die die Person mit Schizophrenie hat (Wahnvorstellungen), ist es nutzlos zu argumentieren, dass diese Dinge nicht geschehen. Eine Eigenschaft von Wahnvorstellungen ist, dass sie Gewissheiten sind, an die die Person tief glaubt, und es gibt keine Möglichkeit, sie davon zu überzeugen, ihre Sichtweise zu ändern. Gabriel durchlebt großes Leid, gequält von Stimmen, und ist sicher, dass er beobachtet und verfolgt wird. Seine Reaktion ist es, sich in seinem Zimmer zu isolieren, um sich zu schützen und diesen äußerst bedrohlichen Empfindungen und Gedanken zu entkommen, denen er nicht entkommen kann.

Dieses andere Verständnis von Dingen, das Gabriel erlebt, ist eine sehr eindrucksvolle Erfahrung. Viele Menschen mit Schizophrenie können selbst nach Jahren der Behandlung nicht akzeptieren, dass diese während der akuten psychotischen Episode erlebten Erfahrungen eine Schöpfung ihres Gehirns waren. Die Veränderung, die diese Art von Erfahrung hervorruft, verursacht eine Desorientierung in Bezug auf die Form des Daseins in der Welt, sodass der einzige Weg für die Person, sich zu situieren, darin besteht zu glauben, dass diese Dinge tatsächlich passiert sind, und sie somit weiterhin Erklärungen dafür zu konstruieren. Dies ist eine der großen Schwierigkeiten, die während der Behandlung überwunden werden müssen: Es ist notwendig zu verstehen, dass es für diejenigen, die diese Art von Erfahrung machen, schwierig ist, ein Verständnis zu rekonstruieren, das in der mit den meisten Menschen geteilten Realität Sinn macht.

Unter diesen Bedingungen weiß Gabriels Familie nicht mehr, was sie tun soll, und kann nicht mit ihm sprechen. Er ist völlig fremd, sagt Dinge, die für sie keinen Sinn ergeben, verbringt die meiste Zeit in seinem Zimmer und spricht nicht mehr mit seinen Freunden, nicht einmal, wenn sie anrufen. Seine Eltern und Geschwister leiden darunter, ihm nicht helfen zu können, aber tief im Inneren hoffen sie immer noch, dass diese Krise vorübergehen wird.

Die Realität kann sehr verwirrend sein

Gabriels Erfahrungen führen zu einer sehr anderen Beziehung zur Welt, in der seine innere Realität unorganisiert ist und nicht der äußeren Realität entspricht, die von anderen Menschen geteilt wird. Die Erfahrungen von Halluzinationen und Wahnvorstellungen verursachen große Verwirrung in seinen Gedanken und Wahrnehmungen. Dieser Prozess kann in der Art und Weise wahrgenommen werden, wie Gabriel kommuniziert, wie er versteht, was Menschen sagen, und wie er mit ihnen spricht. Ärzte beschreiben diese Art von Erfahrung als Desorganisation oder Disaggregation des Denkens.

Die Erfahrungen von Wahnvorstellungen und Halluzinationen sind in der Regel einsam, schwer zu teilen und beängstigend. Menschen können nur erkennen, dass es einen Individuum mit Schizophrenie nicht gutgeht, an der Art und Weise, wie sie kommunizieren und auf das reagieren, was ihnen gesagt wird. Dies geschieht aufgrund von Unterschieden in dem, was Menschen teilen, insbesondere im Inhalt dessen, was das Subjekt sagt und wie sie verstehen, was andere zu kommunizieren versuchen. Das häufigste Gefühl ist, dass es unmöglich ist, ein Gespräch zu führen; so groß ist das Ausmaß des Missverständnisses. Es ist eine frustrierende und leidvolle Erfahrung für alle.

Gabriel ist von einer sehr anderen Realität umgeben; daher ist seine Art zu verstehen, was Menschen sagen, beeinträchtigt, und es gibt eine Verzerrung in der Interpretation von Informationen. Wenn also seine Eltern versuchen, mit ihm zu sprechen, verstehen sie nicht den Grund für sein Schweigen, und wenn er antwortet, hat das, was er sagt, keine Verbindung zu dem, was gefragt wurde. Gabriel ist in Wahrnehmungen und Gedanken involviert, die ihn in den Mittelpunkt der Dinge stellen; daher kann er nicht erkennen, dass andere Menschen ihre eigenen Ideen und Wahrnehmungen haben, die sich nicht auf ihn beziehen. Diese Selbstreferenz erzeugt eine inkongruente Art der Kommunikation.

Sein Bruder und seine Schwester können nicht verstehen, warum Gabriel so anders ist, und wenn sie mit ihm sprechen, sagt er unverständliche Dinge. Dies liegt daran, dass er von einem Thema zum anderen springt, ohne eine klare Linie des Denkens, und weil er über völlig unbekannte oder sehr seltsame Themen spricht. Sein Bruder, Renato, kann nicht verstehen, was mit Gabriel passiert, und wird bald wütend, streitet oder geht verärgert weg. Seine jüngere Schwester, Julia, erkennt, dass ihr Bruder Hilfe braucht, und versucht, den Dingen zuzustimmen, die er sagt, obwohl sie für sie keinen Sinn ergeben, aber sie hofft, dass er besser wird und erkennt, wie verwirrt er ist.

Wenn Gabriel auf die Straße geht und mit Bekannten spricht, merken sie bald, dass es ihm nicht gutgeht und dass er absurde Dinge sagt. Schnell beginnen die Leute zu kommentieren, dass er verrückt wird und dass es schade ist, dass ein so junger Mann so den Verstand verliert. Dies ist das Bild und die Idee, die die Menschen von der Person mit Schizophrenie haben: jemand mit einem sehr seltsamen Verhalten, der unverständliche Dinge sagt und die einfachsten Dinge, die ihm gesagt werden, nicht versteht. Freunde distanzieren sich schließlich, weil sein Verhalten so seltsam ist, und jeder ist verlegen, einige fühlen Mitleid für ihn, andere haben Angst. Sie denken, dass es am besten sei, Gabriel zu meiden; seine Gesellschaft gefällt jungen Leuten seines Alters nicht.

Gabriel jedoch lebt Wahrnehmungen, Gedanken und Gefühle, die nur für ihn Sinn machen, und genauso wie die Menschen ihn nicht verstehen, versteht er auch nicht, was sie sagen und tun. Seine Erfahrungen sind sehr intensiv und verursachen Unbehagen, Angst und Desorientierung, und die Menschen erkennen nicht, wie schwierig das für ihn ist. Die Einstellungen anderer verstärken das Gefühl, dass alles auf ihn bezogen ist, bestätigen, was die Stimmen ihm sagen und die Gedanken der Verfolgung, die er hat. Gabriel durchlebt eine sehr schwierige Zeit, in der die Desorganisation seiner Gedanken ihn weiter von den Menschen entfernt und die Symptome der Krankheit verstärkt. Er fühlt sich zunehmend gefangen.

Seine Eltern und sein Bruder beschweren sich bei Gabriel und sagen ihm, er solle aufhören, Unsinn zu reden, und das, was sie sagen, ernst zu nehmen. Die einzige, die erkennen kann, dass Gabriel nicht anders handeln kann, ist seine jüngere Schwester Julia, denn er erzählt ihr seine Gedanken und wie er die Welt wahrnimmt.

Die Desorganisation des Denkens erzeugt viele Missverständnisse und Konflikte in Beziehungen, weil das Verhalten des Individuums mit Schizophrenie nicht dem entspricht, was die Menschen in einer gegebenen Situation gewohnt sind. Familienmitglieder können nicht verstehen, dass das Subjekt eine sehr intensive und schwierige Erfahrung durchlebt; sie erwarten, dass er sich so verhält, wie es den täglichen Gewohnheiten entspricht; jedoch kann er das nicht, was große Angst erzeugt.

Verblasste Farben

Da Gabriel die Welt um sich herum anders wahrnimmt und seine Gedanken sich ändern, ändert sich auch die Art und Weise, wie er seine Emotionen ausdrückt. Er hat Schwierigkeiten auszudrücken, was er fühlt und wie Menschen ihre Gefühle ausdrücken. Ärzte beschreiben diese Art von Erfahrung als emotionale Abstumpfung.

Wenn Menschen mit Gabriel sprechen, stellen sie fest, dass er neben seiner unorganisierten Art, seine Ideen und Gedanken auszudrücken, auch gegenüber der Welt um ihn herum unempfindlich zu sein scheint. Dies verursacht viele Schwierigkeiten in den Beziehungen unseres Charakters, insbesondere mit seinen Geschwistern und Eltern. Sie haben das Gefühl, dass Gabriel nicht auf glückliche und traurige Situationen reagiert; es ist, als hätte er keine Gefühle. Ein wichtiger Teil des Austauschs in Beziehungen beruht auf den Emotionen und Gefühlen, die Menschen teilen können. Gabriel kann nicht gut kommunizieren, und die Tatsache, dass er keine Emotionen zeigen kann, macht es für ihn noch schwieriger, mit anderen Menschen auszukommen, da er immer so distanziert ist.

Seine innere Realität ist geprägt von großem Leiden und sehr intensiven emotionalen Erfahrungen, die unmöglich in Worte zu fassen sind. Er fühlt sich verfolgt und die ganze Zeit beobachtet; alles, was um ihn herum passiert, steht in Beziehung zu dem, was er denkt und wahrnimmt. Stimmen kommentieren ständig sein Verhalten und seine Reaktionen. Gabriel lebt eine bedrohliche Realität und findet sich in Situationen wieder, die ihn ständig desorientieren. Die Beziehung zu Menschen ist ebenfalls Teil dieser verwirrenden Erfahrung, die sein Leben übernommen hat, und er ist nicht in der Lage, auf die Emotionen und Gefühle der Menschen um ihn herum zu reagieren.

Aus seinen inneren Erfahrungen heraus reagiert Gabriel emotional. Obwohl es für andere so scheinen mag, als würde er nichts fühlen, ist seine Wahrnehmung in Wirklichkeit sehr scharf, und er kann die Details der Einstellungen anderer wahrnehmen. Er kann spüren, wenn Menschen ironisch sind, ihn meiden oder Reaktionen von ihm erwarten, die er nicht geben kann. Emotionale Abstumpfung ist eine der schmerzhaftesten Erfahrungen für Menschen mit Schizophrenie, und die Unfähigkeit, dieses Leiden auszudrücken, führt zu noch größerer Isolation. Wenn Menschen denken, dass nichts passiert, gibt es ein ganzes Leben, das sich nicht ausdrücken kann.

Gabriels Familie hat bemerkt, dass er in den letzten Monaten verblasst ist; er isoliert sich die meiste Zeit in seinem Zimmer, kann nicht mehr sprechen, spricht oft mit sich selbst, hat keine Lust auf die einfachsten Aufgaben und vernachlässigt sein Aussehen und seine persönliche Hygiene. Es ist, als wären seine Farben verblasst.

Es ist schwierig für diejenigen, die mit der Person leben, die an Schizophrenie leidet, zu verstehen, was in der inneren Welt ihres Familienmitglieds vor sich geht, und es ist auch schwierig zu erkennen, dass diese

Veränderungen das Ergebnis einer Krankheit sind. Deshalb ist es schwierig, einen Arzt aufzusuchen. Seine Eltern wissen nicht, was sie tun sollen, um ihrem Sohn zu helfen, aus diesem Zustand der Gleichgültigkeit gegenüber allem, sogar sich selbst, herauszukommen. Für Gabriel ist die einzige Möglichkeit, sich vor der bedrohlichen Realität und den Schwierigkeiten mit Menschen zu schützen, sich zu isolieren und die meiste Zeit allein in seinem Zimmer zu verbringen.

Menschen in der Gemeinschaft bemerken, dass der Einzelne mit Schizophrenie sich verändert und sich seltsam verhält. Ihre Art zu verstehen, was passiert, besteht darin, die Person als verrückt zu bezeichnen, und sie berücksichtigen nicht das Leiden, das sie erleben. Die Unkenntnis über die Krankheit hält die Menschen fern; sie erkennen nicht, dass sie mit dieser Art von Haltung zur Verschlechterung der Krankheit beitragen. Es ist wichtig zu verstehen, wie wichtig es ist, mit psychischen Störungen respektvoll umzugehen; dies hilft sehr und erleichtert die Suche nach und Akzeptanz von geeigneten Behandlungen.

Die Familie und die Gemeinschaft sind sehr wichtig, um dem Einzelnen mit Schizophrenie zu helfen, die durch die Krankheit auferlegten Schwierigkeiten zu überwinden. Wenn die Menschen informiert sind über das, was Schizophrenie ist, wie sie sich manifestiert und welche Symptome sie hat, wird es einfacher, den Patienten zu verstehen und mit ihm zu leben und zu wissen, wie man ihm hilft, die durch die belastenden Umstände, die er durchlebt, verursachten Schwierigkeiten zu überwinden. Die Unkenntnis ist einer der Faktoren, die in der Gemeinschaft einerseits Stigma erzeugen und andererseits die Suche nach Hilfe durch Familienmitglieder verzögern.

Verlorene Energie

Ein Symptom der Schizophrenie, das zu Missverständnissen führt, ist der Mangel an Willenskraft. In der Situation, in der er sich befindet, kann Gabriel nicht einmal die einfachsten Aufgaben erledigen, wie sein eigenes Bett machen oder seiner Mutter bei den täglichen Hausarbeiten helfen. Dies wird von seinen Eltern und Geschwistern als Faulheit wahrgenommen.

Gabriel fühlt einen Mangel an Energie und Motivation, die Dinge zu tun, die er früher ganz natürlich getan hat. Es ist notwendig, den Kontext zu verstehen, in dem er lebt, und dass sein Mangel an Willen nicht einfach Faulheit ist, wie die Menschen es interpretieren. Der „Mangel an Willen" ist ein Symptom, das Ärzte Abulie nennen.

Er lebt in einer Situation, in der seine innere Welt geprägt ist von Erfahrungen, in denen die Realität bedrohlich erscheint: seine Wahrnehmungen, Gedanken und Gefühle zeigen ihm Situationen, in denen er sich verfolgt, schuldig und von den Stimmen, die er hört, überfallen fühlt. Hinzu kommt die Schwierigkeit, zu kommunizieren, zu verstehen und von anderen verstanden zu werden. Gabriel hat sich isoliert und sich von Beziehungen zu anderen Menschen distanziert; er fühlt sich missverstanden.

Der Wille ist das Ergebnis der Reize, die wir in unseren Beziehungen zu Menschen und in den Ergebnissen finden, die wir in den Aufgaben erzielen, die wir ausführen. Gabriel kann in der Situation, in der er sich befindet, Dinge nicht erreichen, die für andere einfach erscheinen, weil er die grundlegenden Bedingungen für Motivation verloren hat. Er verbringt die meiste Zeit in seinem Zimmer und tut nichts; er verlässt das Haus nur selten. Dies ist die Art und Weise, wie er sich vor einer Realität schützt, die ihn bedrückt und in die er nicht hineinpasst. Leider verstärkt der Mangel an Willen andere Symptome, die zu noch mehr Willensmangel führen. Es ist ein Teufelskreis, in dem er sich gefangen fühlt.

Seine Familie versteht nicht, was in Gabriels innerer Welt vor sich geht; seine Eltern denken, dass es ihm helfen würde, aus der Trägheit, in der er sich befindet, herauszukommen, wenn sie ihn zwingen, die Dinge zu tun, die seine Geschwister tun. Diese Forderungen seiner Eltern erhöhen jedoch seine Angst, weil er nicht in der Lage ist, ihren Erwartungen zu entsprechen. Diese Situation erzeugt in ihm ein Gefühl der Minderwertigkeit im Vergleich zu seinen Geschwistern und das Gefühl, dass seine Eltern ihn nicht so sehr mögen wie sie.

In der Gemeinschaft beginnen seine Freunde ihr Berufsleben, arbeiten, studieren und gehen aus. Gabriels Eltern verstehen nicht, was mit ihrem Sohn passiert; sie fragen sich, wo sie bei seiner Erziehung falsch gemacht haben. Sie wissen nicht, wie sie ihrem Sohn helfen können.

Dieser Mangel an Willenskraft wird als Problem der Faulheit angesehen und erzeugt Angst bei ihm und seinen Eltern. Es ist jedoch ein Symptom der Schizophrenie. Es ist nicht Gabriels Schuld, genauso wie seine Eltern bei seiner Erziehung keine Fehler gemacht haben.

Negative Symptome

J.A.O. Ich habe eine schizoaffektive Störung, das ist eine psychische Störung, die Symptome der Schizophrenie und der bipolaren Störung mischt, abwechselnd Momente der Manie und Täler der Depression. In meinem Fall mischt sich die Depression mit negativen Symptomen, allgemeine Entmutigung und der Mangel an Willen, routinemäßige Aktivitäten auszuführen, treten sehr häufig auf. Ich verbringe oft einen großen Teil meines Tages im Bett oder kann das Haus für berufliche Aktivitäten nicht einmal verlassen.

Die Manifestation meiner ersten bipolaren Störungskrise und ihrer jeweiligen negativen Symptome begann im zweiten Semester 1994, nach einem spirituellen Rückzug in Rio de Janeiro. Es begann mit einer Weinkrise und einer starken kognitiven Desorientierung. Zurück zur Arbeit in São Paulo, begann ich ernsthafte Schwierigkeiten zu haben, routinemäßige berufliche Aktivitäten auszuführen und mich im Alltag zu organisieren. Trotz Medikation hielten die Symptome bis Mitte 1995 an, als sie endlich nachließen, als ich beschloss, eine Studienreise in die USA zu unternehmen. Nach dieser ersten Krise hörte ich auf, Medikamente zu nehmen und führte ein normales Leben bis Mitte 1998, als ich eine zweite Krise hatte. Ich nahm die Medikation wieder auf und begann eine starke Depression und existenzielle Motivationslosigkeit zu haben. Ich hörte wieder mit der Medikation auf und hatte Ende 1999 und Anfang 2000 eine weitere Krise. Ich hielt mich erst zu dieser Zeit an die Behandlung, hatte aber trotzdem im Mai 2001 eine letzte Krise.

Heute nehme ich drei Arten von Medikamenten, ein antipsychotisches Neuroleptikum, ein Stimmungsregulator und ein Antidepressivum. Ich lebe immer noch mit Stimmungsschwankungen, aber die Gruppen, die ich bei der Brasilianischen Vereinigung der Familien, Freunde und Träger von Schizophrenie (ABRE) besuche, haben mir sehr geholfen, die Krankheit zu überwinden, und ich bin auch einer der Moderatoren der Begrüßungsgruppe. Diese findet wöchentlich in den Abhängigkeiten des Schizophrenie Programms (Proesq) der Escola Paulista de Medicina der Universidade Federal de São Paulo (UNIFESP/EPM) statt. Die negativen Symptome meiner schizoaffektiven Störung bestehen immer noch, aber ich habe sie mit Medikamenten und individuellen und familialen Therapien zufriedenstellend kontrollieren können. Für die Zukunft habe ich Pläne gemacht, um mich zu motivieren und die Freude am Leben wiederzugewinnen, wie zum Beispiel die Rückkehr zum Studium ist eines meiner Ziele, gelegentliche Fächer an der Universität zu belegen. Die Lesungen, die ich aufgrund meiner intellektuellen Neugier mache, haben mir auch geholfen, die negativen Symptome meiner Störung zu bekämpfen, und ich glaube, dass ich allmählich Schwierigkeiten überwinde und eine Lebensqualität wiedererlange, die meinen existenziellen Erwartungen entspricht.

Kognition und Schizophrenie

Einige Menschen mit Schizophrenie klagen über Veränderungen in Aufmerksamkeit und Gedächtnis. Sind diese kognitiven Veränderungen Teil der Schizophrenie? Der folgende Text diskutiert kognitive Aspekte, die bei der Krankheit beteiligt sind.

Neuropsychologie

Stella M. Malta—Neuropsychologin Neuropsychologie kann als die Studie der Beziehung zwischen Gehirn und Verhalten definiert werden. Es ist eine neuere Wissenschaft, die erst in den 1980er-Jahren ihr Feld auf psychiatrische Störungen ausweitete. Obwohl kognitive Störungen seit dem Beginn der Geschichte der Schizophrenie beschrieben wurden, haben die Forscher dieser Krankheit nun keine Zweifel mehr, dass kognitive Probleme zentral in der Schizophrenie sind, bis zum Punkt, dass sie als Symptome dieser Pathologie charakterisiert werden.

Kognitive Beeinträchtigungen bei Schizophrenie umfassen Probleme mit Aufmerksamkeit und Konzentration, Gedächtnis und Lernen, Sprache und exekutiven Funktionen, zum Beispiel, den Willen zu haben, etwas zu tun, zu planen, wie man es erreicht, die Fähigkeit, Probleme zu lösen, wenn sie auftreten, und eine langsamere Aufgabenausführung. Ein Rückgang der kognitiven Fähigkeiten ist bei den meisten Menschen mit Schizophrenie vorhanden, aber es gibt auch diejenigen mit normaler kognitiver Funktion. Dieser Rückgang scheint kurz vor dem Beginn der Krankheit zu beginnen und verschlechtert sich im Laufe der Zeit nicht viel mehr.

Die Bedeutung der Diagnose kognitiver Defizite hängt damit zusammen, dass sie in verschiedene Bereiche des Lebens der Person eingreifen, wie zum Beispiel in ihre täglichen Aktivitäten, in soziale und berufliche Funktionen, in die Ausbildung für die Arbeit, in zwischenmenschliche Beziehungen und sogar in der Einhaltung von Behandlungen.

Aufgrund dieser neueren Erkenntnisse ist es immer häufiger, eine neuropsychologische Bewertung der Person mit Schizophrenie durchzuführen. Diese Bewertung erfolgt durch Anwendung neuropsychologischer Tests, die kognitive Funktionen, d. h. Aufmerksamkeit, Gedächtnis, Lernen, exekutive Funktionen, Sprache usw., bewerten. Die Ziele dieser Bewertung sind, zu überprüfen, welche Fähigkeiten und Schwierigkeiten diese Person aufweist und bei der Planung eines spezifischen therapeutischen Projekts für diesen Patienten zu helfen, basierend auf der Nutzung der Fähigkeiten, die die Person hat, und auf der Entdeckung alternativer Wege zur Kompensation der aufgetretenen Schwierigkeiten.

Eine andere Form der neuropsychologischen Leistung ist die kognitive Rehabilitation, die eine Behandlung zur Wiederherstellung oder Verringerung kognitiver Defizite ist und folglich die Dauer der sozialen und persönlichen Folgen der Krankheit reduziert.

Die Neuropsychologie ist eines der neuesten Werkzeuge in der Diagnose und Behandlung von Menschen mit Schizophrenie, die sicherlich große Vorteile in der Wiederherstellung dieser Menschen bringen wird.

Pfade und Möglichkeiten

Wir haben durch Gabriels Erfahrung einige der Probleme vorgestellt, die bei der Entwicklung von Schizophrenie auftreten können. Angesichts einer schwierigen Situation wissen wir, dass immer etwas getan werden kann und es immer Wege und Möglichkeiten gibt. Es ist wichtig, Hilfe zu suchen und sich nicht dafür zu schämen, Schizophrenie zu haben oder ein Verwandter von jemandem zu sein, der sie hat. Es ist eine menschliche Erfahrung.

Renato war bei einem Freund zu Hause und sprach über die Schwierigkeiten, die sein Bruder durchmachte und wie dies die ganze Familie beeinflusste. Die Mutter des Freundes, die in einem Krankenhaus als Krankenschwester arbeitet, hörte die ganze Geschichte. Sie erklärte, dass es eine Fachrichtung namens Psychiatrie gibt, die sich mit Problemen wie denen befasst, die Gabriel erlebte, und empfahl, ihn zu einer Beratung mitzunehmen.

Aus diesem Gespräch heraus erzählte Renato seinen Eltern, was er gehört hatte. Gabriels Eltern waren zunächst zögerlich, den Vorschlag anzunehmen, ihren Sohn zu einem Psychiater zu bringen, da ihre Vorstellung von Psychiatrie aufgrund der Geschichten, die sie über psychiatrische Krankenhäuser gehört hatten, sehr negativ war. Sie hatten Verwandte, die lange Zeit in psychiatrischen Krankenhäusern verbracht und sich nie erholt hatten, und sie hatten Angst, dass dies auch ihrem Sohn passieren könnte.

Bis vor einigen Jahrzehnten war der einzige Behandlung für Fälle wie Gabriels lange Krankenhausaufenthalte und ineffektive Behandlungsmethoden. Glücklicherweise hat sich dieses Bild stark verbessert. Heute sind Medikamente viel wirksamer und verursachen weniger Nebenwirkungen, Behandlungsmethoden haben sich stark verbessert, und es wird empfohlen, dass die Person in der Gemeinschaft behandelt wird, das heißt: Sie geht ins Krankenhaus zu Beratungen und Behandlung, lebt aber weiterhin mit ihrer Familie, wie bei jeder anderen Krankheit.

Als sie jedoch das Leiden ihres Sohnes sahen, erkannten sie, dass sie bereits alles versucht hatten, was sie konnten, und dass das Problem nur schlimmer wurde, beschlossen sie, ihn zu einem Psychiater zu bringen. Heute weiß man, dass Schizophrenie eine Krankheit ist, die mehrere Ursachen hat. Wir wissen, dass Menschen, die die Störung entwickeln, weniger Widerstandsfähigkeit gegenüber stressigen Situationen haben, aber wir kennen auch die Auswirkungen wichtiger biologischer Veränderungen, die weitreichend nachgewiesen wurden. Daher sind Behandlung mit einem Psychiater und die Verwendung von Medikamenten grundlegend für die Person mit Schizophrenie, um aus der akuten Krise herauszukommen und Stabilität mit der Krankheit zu erreichen. Normalerweise sollte der Psychiater der erste Fachmann sein, an den man sich in Fällen wie Gabriels wendet.

Die Beratung mit dem Psychiater war lang. Zunächst hörte er Gabriel alleine zu und dann mit seinen Eltern. Der Psychiater erklärte ihnen, dass das Problem ernst war, aber erklärte, dass es eine sehr wirksame Behandlung gibt. Er versuchte zu erklären, dass der junge Mann Symptome einer Psychose hatte, eine Störung, die das Gehirn beeinträchtigt und die Erfahrungen der Person behindert, und dass sowohl Behandlung mit Medikamenten als auch die Nachsorge mit anderen Fachleuten, wie Ergotherapeuten und Psychologen, notwendig sein würden.

Der Psychiater hat umfangreiche Erfahrung in der allgemeinen Identifizierung der Krankheit, die Gabriel präsentiert. Die Beratung war mehr als ein einfaches Gespräch; der Arzt führte das, was technisch als „psychiatrische Untersuchung des Geisteszustandes" bezeichnet wird, durch und identifizierte mehrere klare Elemente, die in der Psychiatrie weitgehend untersucht wurden, um die genaue Diagnose und die Behandlungsoptionen zu bestimmen. Während des Gesprächs mit den Eltern versuchte er zu rekonstruieren, was dem jungen Mann passiert war, seit die Probleme begonnen hatten. Dies ist ein medizinisches Verfahren in der Psychiatrie.

Gabriel und seine Eltern verließen jedoch die Beratung mit einer Reihe von Zweifeln über die Krankheit. Auf welcher Grundlage diagnostizierte der Arzt eine Psychose? Was bedeutet Psychose? Ist Psychose das Gleiche wie Wahnsinn? Ist die Krankheit aufgetreten, weil Gabriels Eltern bei seiner Erziehung etwas falsch gemacht haben? Wie verläuft diese Krankheit? Kann sie geheilt werden? Ist dies ein spirituelles Problem? Ist es wirklich notwendig, Medikamente zu nehmen? Sind diese Medikamente stark? Können sie schädlich sein? Sowohl Gabriel als auch seine Familie müssen diese Zweifel und Widerstände überwinden, bis sie akzeptieren, dass dies die besten Behandlungen sind, damit er sich erholt.

Im nächsten Kapitel werden wir diese Fragen tiefergehend behandeln und die Schwierigkeiten diskutieren, die sowohl bei der Diagnose als auch bei der Einleitung der Behandlung für die Krankheit auftreten.

Der erste Schritt

Gabriels Geschichte zeigt bisher, wie sich Schizophrenie als eine ernsthafte Krankheit präsentieren kann, die die Person und die Familie desorientiert. Dies ist jedoch nur der Anfang einer Veränderung des Lebenswegs des Einzelnen. In diesem Buch wollen wir zeigen, dass Hoffnung möglich ist und dass sich die alltäglichen Situationen, die die Person mit Schizophrenie und ihre Familie erleben, im Laufe der Zeit verbessern können.

Schizophrenie ist keine Krankheit, die sich einfach durch die Einnahme von Medikamenten löst, wie es beispielsweise bei einer Infektion der Fall ist. Bei Schizophrenie erfolgt die Genesung auf einem Weg der inneren Konstruktion der Person sowie der Familienmitglieder. Diese Konstruktion ist ein Lernprozess, der durch das Zusammenleben und durch Beziehungen erworben wird. Dies geschieht in der Familie, mit Gesundheitsfachleuten und in der Gemeinschaft.

Der erste Schritt, sei es in einer ersten Krise wie bei Gabriel oder während der Behandlung, wenn die Dinge schwierig werden, besteht darin, einen Psychiater aufzusuchen, damit sie gemeinsam untersuchen können, was passiert, und eine Behandlung skizzieren können, die immer auf Dialog basiert, damit die Familienmitglieder und der Patient verstehen, was der Arzt vorschlägt, und berichten, was in der Behandlung funktioniert und was nicht.

Medikamente sind für die Person unerlässlich, um sich erholen zu können. Dafür hat der Psychiater ein tiefes Wissen darüber, wie das Gehirn funktioniert und wie die Medikamente wirken, und sucht immer nach dem Besten für jeden Fall.

Psychosoziale Ansätze, wie Ergotherapie und Psychotherapie, sind ebenfalls grundlegend. Diese Behandlungen helfen der Person und ihren Familien, ihren Weg zur Erlangung einer qualitativ hochwertigen Lebensführung neu zu gestalten.

Es ist sehr häufig, dass Menschen lange Zeit ohne Behandlung auskommen, nach Alternativen suchen oder Probleme selbst lösen. Leider ist es bei der Schizophrenie so: Je länger es dauert, bis die Behandlung beginnt (Dauer der unbehandelten Psychose), desto länger und schwieriger wird die Genesung sein.

Gabriel und seine Eltern müssen noch ein kleines Stück weiter auf dem Weg vorankommen, um ein klares Verständnis für die Fragen zu erlangen, die nach der Konsultation mit dem Psychiater übrig geblieben sind, aber der junge Mann wird mit der Zeit und den neuen Beziehungen, die er eingehen wird, einen Weg zur Genesung von Schizophrenie finden.

Diese Reise wird in den nächsten Kapiteln dieses Buches vorgestellt.

2

Der Weg zur Diagnose

Wie versteht man das Unbekannte?

Unser Verständnis von der Welt und den Dingen im Leben basiert auf dem, was wir erlebt und gelernt haben. In weniger als 6 Monaten hat Gabriels Krankheit sein Leben und das seiner Familie verändert, sie trat in ihr Leben ein als etwas Unbekanntes und voller Schwierigkeiten. Das Unbekannte, in diesem Fall eine psychische Störung, bringt viel Angst, Desorientierung und Furcht mit sich.

Die erste Konsultation beim Psychiater brachte eine Reihe von Zweifeln mit sich. Gabriel glaubt nicht, dass er krank ist, und hat das Gefühl, dass der Arzt nicht versteht, was er durchmacht. Seine Eltern finden es schwierig zu akzeptieren, dass eines ihrer Kinder eine psychiatrische Behandlung benötigt; egal wie schwierig es ist, mit ihrem Sohn zu leben, tief im Inneren versuchten sie hart, den Optimismus zu bewahren, in der Hoffnung, dass diese schlechte Phase bald besser werden würde.

In unserer Gesellschaft gibt es viele individualistische Werte, die von Menschen übernommen werden und die falsche Vorstellung erzeugen, dass wir alles alleine lösen können. Sich von diesen Ideen zu lösen, die Hilfe von psychischen Gesundheitsfachleuten, einschließlich eines Psychiaters, zu akzeptieren und zu verstehen, dass man mit einer psychischen Störung konfrontiert ist, ist sehr schwierig, und Menschen leisten diesbezüglich erheblichen Widerstand.

Die Schwierigkeit, die Erklärungen des Arztes zu akzeptieren und die Suche nach Alternativen, um mit der Situation umzugehen, kennzeichnen diese Phase der Unentschlossenheit, die in vielen Fällen jahrelang andauert und die Genesung von Menschen mit Schizophrenie gefährdet. In unserem Fall wird der effektive Beginn von Gabriels Behandlung aufgrund der Zweifel und Verwirrung, in der sich die Familie befindet, um einige Monate verzögert. Diese Art von Situation ist sehr häufig, aber sie schadet dem Verlauf der Behandlung und sollte so weit wie möglich minimiert werden.

Gabriel weigert sich, die vom Psychiater verschriebenen Medikamente einzunehmen. Er glaubt an die Ideen, die er entwickelt hat, um die unterschiedlichen Wahrnehmungen und Gedanken zu erklären, die er erlebt. Er glaubt, dass er die ganze Zeit gefilmt wird und dass es eine Verschwörung gegen ihn gibt. Die Stimmen, die nur er hört, loben ihn manchmal, kritisieren ihn manchmal und geben Befehle. Er interpretiert alles, was um ihn herum passiert, als hätte es irgendeinen Bezug zu seinem Leben. Die intensivere Sinneswahrnehmung verleiht jenen Ereignissen, die für seine Verwandten alltäglich sind, eine neue Bedeutung. In diesem Kontext kann Gabriel nicht verstehen, dass das, was er erlebt, Symptome einer Krankheit sind. Ärzte nennen diese Schwierigkeit, die Krankheit zu verstehen, einen Mangel an Einsicht oder Kritik an der Krankheit.

Seine Eltern können ihn nicht davon überzeugen, die Medikamente einzunehmen, und bestehen nicht darauf, weil sie auch Zweifel an der Notwendigkeit von psychiatrischen Medikamenten haben. Unwissenheit und Angst sind die Hauptfaktoren, die dazu führen, dass Gabriels Eltern den Anweisungen des Arztes nicht folgen. Diese Zweifel müssen überwunden werden, aber das ist kein einfacher Prozess. Zuerst werden Gabriels Eltern nach Lösungen suchen, und erst wenn sie scheitern, werden sie sich wieder an den Psychiater wenden, dank des richtigen Rats einer erfahrenen und sachkundigen Person.

Seine Geschwister sehen Gabriels Schwierigkeiten auf eine andere Weise. Renato, 2 Jahre älter, weiß nicht mehr, wie er mit seinem Bruder umgehen soll, versteht nicht, was er durchmacht, und beginnt, um Streitigkeiten zu vermeiden, ihn zu meiden, und fühlt sich deshalb sehr schuldig. Julia, 3 Jahre jünger, hatte immer einen engen Dialog mit Gabriel und wurde die Person, der er in dieser neuen Phase am meisten vertraut, die einzige, der er erzählen kann, was er durchmacht und die ihn ernst nimmt.

Nachbarn und Bekannte in der Nachbarschaft beginnen zu sagen, dass Gabriel verrückt geworden ist. Einige sind von den Schwierigkeiten, die die Familie durchmacht, bewegt; andere halten sich zurück, entweder aus Angst oder weil sie auf ihre eigenen Probleme konzentriert sind und nicht darauf achten, was in der Gemeinschaft passiert. Es gibt große Unwissenheit in der Gemeinschaft über Gesundheitspflege im Allgemeinen und noch mehr in Bezug auf psychische Störungen. Heute weiß man, dass die Aufklärung der Menschen über Gesundheitsprobleme und die Förderung der Pflege das Leiden der Bevölkerung und die Kosten für das Gesundheitssystem erheblich reduzieren. Wenn die Menschen in der Gemeinschaft verstehen würden, was Gabriel durchmacht, könnten sie einen wichtigen Beitrag zur Unterstützung von ihm und seiner Familie bei der Suche nach professioneller Hilfe leisten.

Krankheit oder spirituelles Übel?

Religion hat in unserer Kultur die wichtige Rolle, Menschen dabei zu helfen, mit Situationen des Leidens und der Desorientierung umzugehen. Sie bietet Erklärungen, die dem Unbekannten einen Sinn geben. Gabriels Eltern werden bei einigen Religionen Hilfe suchen, als Alternative zur Erklärung des Arztes, und dabei werden sie eine positive Orientierung finden.

Gabriel glaubt, dass er von Gott gesandt wurde, um die Welt zu retten. Diese Gewissheit macht es ihm schwer, religiöse Dienste zu besuchen; er weigert sich, diese Art von Hilfe anzunehmen. Diese Überzeugung ist jedoch eine tiefe religiöse Erfahrung, ein sehr intensiver Glaube, bei dem er die Verantwortung für die Probleme der Welt auf sich nimmt. Diese Erfahrung wird in der Zukunft besser verstanden werden und wird sehr wichtig für seine Genesung sein.

Darüber hinaus geht ein benachbartes Ehepaar zu seinen Eltern, um Hilfe anzubieten, nachdem sie von Gabriels Schwierigkeiten erfahren haben. In einem langen Gespräch hören sie von den Schwierigkeiten, die die Familie durchmacht, und sprechen über die Wichtigkeit, religiöse Hilfe zu suchen und den Glauben zu bewahren, dass Gott ihnen irgendwie den Weg zeigen wird.

Gabriels Eltern suchen Hilfe bei mehreren Religionen. Die Erklärungen sind immer ähnlich: Er ist das Opfer eines spirituellen Übels, der Belästigung durch obsessive Geister oder negativer Energien. Sie beginnen, für ihren Sohn zu beten und Gottesdienste zu besuchen. Dennoch verschlechtert sich die Familiensituation nach einigen Monaten. Leider gibt es im religiösen Umfeld immer noch viele Fehlinformationen bezüglich psychischer Störungen.

Wie wir bereits sagten, spielt Religion eine wichtige Rolle im Leben vieler Menschen. Wir betrachten wissenschaftliche Erklärungen nicht als Gegensatz zu religiösen Erklärungen. Das Ideal im Leben der Menschen ist, dass die beiden Ansichten sich ergänzen. Die Wissenschaft sucht durch sichere und weitgehend getestete Methoden, therapeutische Verfahren im Gesundheitsbereich vorzuschlagen, um Krankheiten zu kontrollieren und eine bessere Lebensqualität zu fördern. Wissenschaft und Medizin haben nicht das gesamte Wissen; es gibt immer Forschung, um sowohl Medikamente als auch klinische Techniken zu verbessern. Als Nächstes werden wir die Sichtweise einer Person mit gesundem Menschenverstand zeigen, die das Verständnis von Gabriels Eltern sehr unterstützt hat.

Am Ende eines Gottesdienstes fragte eine ältere Frau Gabriels Eltern, was sie so sehr bedrücke. Überrascht von der Frage erzählten sie ihr von ihrem Sohn und den Schwierigkeiten, die die Familie durchmachte. Die Dame hörte mit großer Aufmerksamkeit zu, stellte während der Geschichte einige Fragen und brachte schließlich, nach einigem Nachdenken, Licht in ihre Suche.

Sie sagte, dass der Glaube wichtig und die Kirche ein Ort des Lichts sei, wo erleuchtete Geister oder, wie viele sie nennen, die Heiligen, den Menschen helfen, ihre Schwierigkeiten zu überwinden. Wir dürfen jedoch nicht vergessen, dass wir in einer materiellen Welt leben und es in dieser Welt liegt, dass wir den Weg finden müssen, damit göttliche Hilfe geschehen kann. Sie sagte dann, dass im Fall von Gabriel der Weg zu dieser Hilfe auch in der medizinischen Behandlung liegen würde: „Gott hat den Menschen die Fähigkeit gegeben zu lernen, und Medizin existiert, um den Menschen zu helfen." Sie schloss: „Sie müssen mit Glauben darum bitten, dass die Behandlung Ihres Kindes gut ist und dass Gott den Arzt erleuchtet, damit er die besten Wege findet."

Dieses einfache Gespräch erleuchtete das Verständnis von Gabriels Eltern, was nur möglich war, weil sie Hilfe für ihren Sohn suchten. Zuerst gingen sie zu einem Psychiater, folgten dem Rat der Mutter eines Freundes von Renato, aber sie hatten viele Zweifel und verzögerten den Beginn der Behandlung. Jetzt, nachdem sie in der Religion Hilfe gesucht hatten, fanden sie eine Erklärung von einer Person mit gesundem Menschenverstand, die all ihren Suchen einen Sinn gab und neuen Mut, das Problem zu bewältigen und ihrem Sohn zu helfen.

Selbst wenn Menschen Schizophrenie als ein spirituelles Übel betrachten, muss man den gesunden Menschenverstand verwenden und versuchen, die Behandlung für die Gesundheit zu befolgen, da sie effektiv dazu beiträgt, die Situation der Person, die Schizophrenie hat, und ihrer Familie zu kontrollieren und zu verbessern.

Zur Hilfe kommen

Gabriels Eltern kehrten mit ihm zu Dr. Marcelo, dem Psychiater, zurück. Wie bei der ersten Konsultation sprach der Psychiater zunächst nur mit Gabriel und dann mit ihm und seinen Eltern. Der Arzt bemerkte eine Veränderung in der Haltung seiner Eltern, die nun offener für den Dialog waren, ausführlich über die Schwierigkeiten berichteten, die sie mit ihrem Sohn hatten, und fragten, wie die Behandlung ihm helfen könnte.

Da die Eltern nun interessiert waren, konnte der Psychiater die Ernsthaftigkeit der Situation erklären. Er sagte, dass Gabriels Fall sofortiges Handeln erfordere und dass er eine Behandlung zu Hause versuchen könnte, wenn die Eltern kooperierten und die Behandlung genau befolgten, aber wenn sich der Fall verschlimmerte, wäre es notwendig, ihn zur Kontrolle der Krise zu hospitalisieren. Er erklärte, dass Gabriel während der Hospitalisierung 24 h am Tag von einem Team von Gesundheitsfachleuten überwacht würde.

Die Veränderung im Verhalten der Eltern rührte daher, dass sie nun sicher waren und glaubten, dass die Behandlung ihrem Sohn helfen würde, aus der Situation herauszukommen, in der er sich befand. Diese Haltung ist sehr wichtig, damit die Familie sich der Notwendigkeit bewusst wird, einzugreifen und der Person mit Schizophrenie zu helfen. Während einer akuten Krise kann die Familie nicht auf die Klarheit der Person zählen, sie muss immer verhandeln und zugleich die feste Haltung beibehalten, dass die Behandlung befolgt werden muss. Und die Ergebnisse müssen klar in psychiatrischen Konsultationen kommuniziert werden.

Dr. Marcelo erklärte die Schwierigkeiten, die Behandlung zu Hause zu beginnen, angesichts der Situation, in der sich Gabriel zu diesem Zeitpunkt befand. Es sei notwendig, ihn genau zu beobachten und zu beachten, wie er auf die Medikation reagieren würde, vorsichtig zu sein, ihn nicht alleine ausgehen zu lassen, und sicherzustellen, dass er die Medikation zu den vorgeschriebenen Zeiten einnahm. Darüber hinaus erklärte er, dass die Medikation einige Nebenwirkungen haben könnte, nannte die wichtigsten und warnte, dass, wenn sie auftraten, es notwendig wäre, Gabriel sofort ins Krankenhaus zu bringen.

Die Menschen haben im Allgemeinen eine falsche Vorstellung von psychiatrischer Behandlung, hauptsächlich aus zwei Gründen: Der erste ist, dass es keine Laboruntersuchung gibt, die beweist, dass die Person die Krankheit hat; der zweite ist, dass die Verwendung von Pillen in unserer Gesellschaft etwas banalisiert wurde und die Menschen ihre Verwendung nicht sehr ernst nehmen. In Wirklichkeit führt der Psychiater während der Konsultation eine detaillierte technische Analyse der Person durch, die als Untersuchung des mentalen Zustands bezeichnet wird, und sammelt wichtige Informationen von der Familie, um eine sorgfältige klinische Bewertung vor der Verschreibung der Medikation durchzuführen. Die Medikamente, die der Psychiater verschreibt, werden von den Behörden kontrolliert, da ein Arzt für ihre Verwendung verantwortlich sein muss. Sie haben sehr spezifische Wirkungen auf die Funktion des Gehirns; es ist daher unerlässlich, die Verschreibungen des Psychiaters zu befolgen und alles zu berichten, was helfen kann zu verstehen, wie die behandelte Person reagiert.

Die Eltern stimmen zu, sich zu Hause um ihren Sohn zu kümmern. Gabriels Vater, Paulo, entscheidet nach den Erklärungen von Dr. Marcelo, Urlaub von der Arbeit zu nehmen, um seinen Sohn zu begleiten. Seine Mutter, Marcia, hört allem sehr aufmerksam zu. Dies ist ein schwieriger Moment für Gabriels Eltern, da sie erkennen, dass ihr Sohn eine ernsthafte Krankheit hat. Es erzeugt jedoch Erleichterung, weil sie nun die Phase der Zweifel verlassen und das Problem mit der Aussicht angehen, dass er besser werden kann.

Eine Hospitalisierung ist notwendig, wenn die Krankheit ein Risiko für den Patienten oder andere Menschen darstellt, und wird heute für einen kurzen Zeitraum verschrieben, gerade lange genug, damit die Medikamente wirken und die Person aus der akuten Krise herauskommt. (Die Hospitalisierung wird im Detail in Kap. 4 diskutiert.)

Die Behandlung zu Hause birgt Schwierigkeiten, wie wir unten sehen werden.

Der Psychiater ruft Gabriel und erklärt ihm zusammen mit seinen Eltern, dass es wichtig für ihn ist, die Medikation zu nehmen, weil sie dazu beitragen wird, sein Leiden zu reduzieren. Vor dem Arzt und seinen Eltern stimmt der junge Mann zu, die Medikation zu nehmen und in der folgenden Woche zu einem Termin zurückzukehren.

Aber was ist die Krankheit?

Sowohl Gabriel als auch seine Eltern hören den Arzt sagen, dass er eine Krankheit hat und dass Medikamente ihm helfen werden, sich zu erholen. Sie stimmen zu, die Behandlung zu befolgen und den Anweisungen des Arztes zu folgen, aber sie wollen wissen: Was ist diese Krankheit?

Dies ist eine wichtige Erklärung. Der Arzt kennt die Notwendigkeit, die Aspekte der Krankheit auf der Grundlage der Berichte von Gabriel und seinen Eltern zu klären, mit dem Ziel, eine Vertrauensbeziehung mit ihnen aufzubauen, da dies für eine erfolgreiche Fortsetzung der Behandlung unerlässlich ist.

Basierend auf den Berichten von Gabriel und seinen Eltern erklärte der Psychiater, dass die seltsamen Dinge, die er in den letzten Monaten gefühlt hat, Symptome einer akuten psychotischen Episode sind. Die Tatsache, dass er Stimmen hört, gute oder schlechte, die sonst niemand hört, ist ein Symptom, das als Halluzination bezeichnet wird. Seine Überzeugung, dass er die ganze Zeit gefilmt wird und dass eine Verschwörung gegen ihn vorliegt, ist ein weiteres Symptom, das als Verfolgungswahn bezeichnet wird, ebenso wie die Zuschreibung einer neuen Bedeutung zu gewöhnlichen Fakten, wie zum Beispiel, als der Nachbar ein gelbes Handtuch auf die Fensterbank zum Trocknen legte und Gabriel dachte, der Mann wolle damit sagen, dass er effeminiert sei. Er dachte, der Nachbar tue dies absichtlich, um ihn zu provozieren und in der ganzen Nachbarschaft das Gerücht zu verbreiten, dass er schwul sei. Der Eindruck, dass alles, was um dich herum passiert, in irgendeiner Weise mit deinem Leben zu tun hat, ist ein weiteres wahnhafte Symptom, das als Selbstbezug bezeichnet wird.

Gabriel ist von der Erklärung des Arztes nicht überzeugt und widerspricht, indem er sagt, dass ein Freund von ihm auch Stimmen gehört hat und keine Medikamente einnimmt. Dr. Marcelo fragt, in welcher Situation sein Freund Stimmen gehört hat, und Gabriel antwortet, dass es war, als er eine illegale Droge konsumierte. Der Psychiater erklärt dann, dass einige Drogen Halluzinationen auslösen, aber dieses Symptom verschwindet, wenn die Wirkung der Substanz nachlässt. In Gabriels Fall treten die Symptome seit mindestens 3 Monaten den größten Teil des Tages auf, ohne dass eine Droge verwendet wurde. Darüber hinaus haben die Symptome Gabriels Leben stark beeinträchtigt und ihn daran gehindert, alltägliche Dinge zu tun, wie sich mit Freunden zu treffen, zu daten, zu studieren oder zu arbeiten. Er isoliert sich mit jedem Tag mehr.

Gabriels Eltern haben von einer Bekannten gehört, deren Tochter ähnliche Probleme hatte und bei der Schizophrenie diagnostiziert wurde. Sie fragen Dr. Marcelo, ob dies auch bei Gabriel der Fall ist. Der Arzt erklärt, dass die Symptome denen ähneln, die bei Schizophrenie auftreten, aber in Gabriels Fall kann diese Diagnose noch nicht gestellt werden, da es notwendig ist, dass die Symptome mindestens 6 Monate andauern, damit die Diagnose der Schizophrenie bestätigt werden kann. Dr. Marcelo sagt, dass Gabriel zu diesem Zeitpunkt eine akute psychotische Episode hat und die Bestätigung der Diagnose im Laufe der Zeit mit der Nachsorge erfolgen wird.

Gabriel ist von dem Gespräch nicht sehr überzeugt, weil er glaubt, dass seine Erfahrungen absolut real sind und keine Symptome, wie der Arzt sagt. Seine Eltern haben verstanden, dass sein seltsames Verhalten keine Verrücktheit, sondern Symptome einer Krankheit sind, die behandelt werden kann. Dies war für sie eine große Hilfe, um die Bedeutung der Behandlung zu verstehen.

Die Erfahrung der akuten psychotischen Episode ist sehr eindrucksvoll, und wenn die Person in diesem Zustand ist, hat sie Schwierigkeiten zu akzeptieren, dass das, was sie erlebt, Symptome einer Krankheit sind. Dr. Marcelos stärkstes Argument ist, dass die Medikation Gabriels Leiden lindern wird. Das macht für ihn Sinn, da er es nicht mehr ertragen kann, auf diese Weise zu leben. Die Familie kann der Person jedoch sehr helfen, indem sie Unterstützung bietet, versucht, die Situation zu verstehen, immer begleitet und bei Bedarf verhandelt, damit die Medikamente jeden Tag und zur richtigen Zeit eingenommen werden.

Ein Weg

L.C.F. Meine Reise mit Schizophrenie begann 1996, als ich 23 Jahre alt war; Ich begann Empfindungen zu haben, die anders waren als die, die ich normalerweise fühlte. Genau wie Gabriel, die Figur im Buch, hatte ich ein produktives Leben, ich studierte und arbeitete. Mit den Jahren nahm die Verantwortung zu. Als ich die High School beendete, besuchte ich einen Kurs, um an einer öffentlichen Universität einzutreten; im ersten Jahr hatte ich keinen Erfolg. Im zweiten Jahr nahm ich den Kurs erneut auf, und im Juli kündigte ich meinen Job, um mich ausschließlich auf die Universitätsaufnahmeprüfung zu konzentrieren. Am Ende des Jahres legte ich die Prüfung ab und kam an eine öffentliche Universität.

In den ersten 2 Jahren der Universität arbeitete ich nicht, weil der Kurs Vollzeit war, und ich glaubte, dass ich etwas Produktives tat.

Im dritten Jahr begannen die Schwierigkeiten aufgrund der ersten Symptome einer psychischen Erkrankung. Ich fühlte mich anders; ich erzählte dies meinen Kommilitonen: einer dachte, es wäre lustig und dass es normal sein sollte, in einem anderen weckte es Neugier.

Daraufhin dachte ich, dass ich von Fachleuten für psychische Gesundheit beobachtet werden sollte; ich machte bald einen Termin bei einem Psychologen.

Ich begann, regelmäßig eine Psychologin zu sehen; wir diskutierten meine Probleme, und sie bewertete meine möglichen Störungen. Nach mehreren Bewertungen kam sie zu dem Schluss, dass ich mit Medikamenten behandelt werden sollte, also überwies sie mich an einen Psychiater zur Behandlung.

Ich machte einen Termin bei einem Psychiater. Bei der ersten Sitzung diskutierten wir meine Situation, und er machte einen weiteren Termin, aber ich ging nicht hin, da mein Krisenzustand ziemlich fortgeschritten war und meine Familie erkannte, dass ich ziemlich verändert war und eine psychiatrische Notaufnahme besuchen sollte (Psychosoziale Betreuung Zentrum [CAPS]).

Ich wurde von meinen Familienmitgliedern weggebracht, interviewt, medikamentiert und blieb den Tag unter Beobachtung.

Am nächsten Tag ging ich in ein psychiatrisches Krankenhaus, um aufgenommen zu werden und die angegebene Medikation zu nehmen, aber nach einer Woche der Behandlung wurde das Bild nur noch schlimmer. Dann brachte mich meine Familie in ein anderes Krankenhaus, das eine psychiatrische Klinik hatte, und dort wurde ich von einem Psychiater beobachtet. Er begann mit der Verschreibung von Antipsychotika, weil er bei mir eine Psychose diagnostizierte.

Nach 2 Jahren hatte ich eine zweite Krise und fing wieder an, die typische Medikation zu nehmen. Im Jahr 2000 trat ich PROESQ bei, und nach einigen Konsultationen begann ich ein anderes Medikament zu nehmen, und meine Diagnose von paranoider Schizophrenie wurde gesichert.

Mit der Diagnose suchte ich Informationen über die Krankheit und wie man sie behandelt und begann, die Behandlung einzuhalten.

Zusammenleben ist nicht immer einfach

Das Familienleben ist, wenn eines der Mitglieder von Schizophrenie betroffen ist, von schwierigen Momenten geprägt. Es wird viel Geduld und Verständnis von allen benötigt. Es ist notwendig zu verstehen, dass die Person eine verwirrende Situation durchlebt und dass ihre Reaktionen nicht dem entsprechen, was die Familienmitglieder erwarten. Es gibt keine Regeln für eine gute Beziehung, aber es gibt einige Situationen, die vermieden werden können, wie wir im Fall unserer Figur sehen werden.

Nach der Konsultation öffnet Gabriels Vater die vom Psychiater bereitgestellte Medikation und bringt sie in das Zimmer seines Sohnes. Zu seiner Überraschung weigert sich der junge Mann jedoch, sie einzunehmen. Paulo ist verärgert, da er glaubt, sein Sohn müsse ihm gehorchen und das tun, was alle für das Beste halten. Auch nach einer hitzigen Diskussion weigert sich Gabriel immer noch, die Medizin zu nehmen. Mit der Zeit werden beide lernen, dass es in diesen Situationen keinen Sinn hat, mit der Person zu „kämpfen", die an Schizophrenie leidet; der beste Weg ist, die Ursache der Weigerung zu verstehen.

Marcia weiß nicht, was sie tun soll, als sie Paulo mit ihrem Sohn streiten sieht. Sie spricht mit ihrem Mann und sagt, sie werde später mit Gabriel sprechen. Nach ein paar Stunden geht sie in sein Zimmer, um mit ihm zu sprechen, und sagt, dass sie und ihr Vater sich Sorgen um ihn machen. Sie bittet ihn, die Medizin zu nehmen, aber er lehnt kategorisch ab. Schon geschwächt durch die Konsultation und Gabriels Streit mit seinem Vater, beginnt Marcia vor ihrem Sohn zu weinen, und ihr Mann muss sie ins Wohnzimmer bringen, um sie zu trösten.

Gabriels Eltern wiederholen ein Verhaltensmuster, dessen sie sich nicht bewusst sind. Dies ist der beste Weg, den sie gelernt haben, um mit ihren Kindern umzugehen. In diesen Situationen ist es üblich, dass Beziehungen emotional intensiv sind. Obwohl sie ihr Bestes für ihr Kind versuchen, ist bekannt, dass sehr intensive Diskussionen der Person mit Schizophrenie nicht helfen. Der vielversprechendste Weg ist, die Erfahrungen der Person mit der Krankheit zu verstehen und zu verhandeln.

Gabriels jüngere Schwester Julia kam von der Schule nach Hause und hörte von ihren Eltern, was passiert war. Sie ging zu ihrem Bruder und fragte ihn, was mit ihm los sei. Gabriel, der seiner Schwester von seinen Erfahrungen erzählen konnte, sagte, dass der Arzt es gut meine, aber die Stimmen ihm gesagt hätten, dass die Medikamente durch Gift ersetzt worden seien. Aus diesem Grund würde er sie nicht nehmen. Als Julia verstand, warum Gabriel die Medizin nicht nehmen wollte, konnte sie mit ihm verhandeln.

Julia bemerkte auf der Schachtel eines der Medikamente eine Kundendienst-Telefonnummer. In Gabriels Anwesenheit rief sie das Labor an und sagte, sie vermute, dass das Medikament verfälscht sein könnte. Die Person, die ihr antwortete, bat um Informationen, die auf der Verpackung und auf den Etiketten der Medikamente standen; nach einer Weile des Wartens bestätigte sie, dass es nicht gefälscht war. Sie taten dasselbe mit den anderen beiden Medikamenten. Julia versuchte Gabriel zu zeigen, dass es nicht das erste Mal war, dass die Stimmen ihn getäuscht hatten und dass die Medikamente dazu gedacht waren zu helfen und nicht zu schaden. Erst dann stimmte Gabriel zu, sie zu nehmen.

So schwierig es anfangs auch sein mag: Es ist notwendig, Kommunikationskanäle mit der Person mit Schizophrenie zu etablieren und ihre Beweggründe zu verstehen. Dies ist nicht immer ein einfacher Weg, aber mit der Zeit ist er der effektivste. Die Person mit Schizophrenie ist, auch in einer akuten Krise, in der Lage zu erkennen, wann Einstellungen und Gespräche mit Familienmitgliedern gut gemeint sind. Die Person kann Schwierigkeiten haben, bestimmte Dinge zu akzeptieren, zum Beispiel, wenn Familienmitglieder sagen, dass das, was sie erleben, nicht real ist und dass es nur eine Krankheit ist. Wann immer möglich, ist es gut, die Konfrontation mit der Person mit der Krankheit zu vermeiden. Das Verständnis, dass das, was man erlebt, eine Krankheit ist, kommt mit der Zeit, und die Hilfe von Gesundheitsfachleuten verbessert dieses Verständnis erheblich, wie später in diesem Kapitel zu sehen sein wird.

Der Beginn der Verbesserung

Sobald die Behandlung begonnen hat, erwarten die Menschen, insbesondere die Familienmitglieder, dass die Ergebnisse schnell zu sehen sind. Bei Schizophrenie erfolgt der Prozess, bis die Behandlungen Ergebnisse zeigen, in einem Zeitraum von Wochen bis Monaten; es ist notwendig, realistische Hoffnung und Geduld zu bewahren. Verbesserungen können jedoch bereits nach wenigen Tagen bemerkt werden, wie wir bei Gabriels Behandlung sehen werden.

Der Beginn der Behandlung wurde von Dr. Marcelo genau überwacht. Gabriel spürt, wie seine Symptome abnehmen. Die Stimmen treten seltener auf, und das Gefühl, gefilmt und verfolgt zu werden, nimmt ab. Er kann seine Gedanken besser organisieren und Gespräche mit seinen Geschwistern und Eltern verstehen. Eine gewisse Angst bleibt jedoch bestehen, und Gabriel kann nicht verstehen, woher sie kommt; und er kann sich immer noch nicht richtig in seinen täglichen Aufgaben organisieren.

Seine Eltern begleiten ihn zu den Arztterminen. Gabriel spricht sehr wenig in den Beratungen. Seine Eltern berichten, dass er sich verbessert hat, aber er ist ruhiger und anders, zurückgezogener, als wäre er in einer anderen Welt. Der Arzt erklärt, dass dies zum Teil auf die Krankheit und zum Teil auf die Medikation zurückzuführen ist und dass es notwendig ist, Gabriel zu überwachen und die Medikamentendosen allmählich anzupassen, wenn sich seine Symptome verbessern. Er empfiehlt eine ergotherapeutische Behandlung und erklärt, woraus diese besteht und warum der junge Mann davon profitieren wird.

Gabriel und seine Mutter gingen dann zu ihrem ersten Termin bei der Ergotherapeutin Fatima. Sie empfing sie in einem Raum voller Gemälde, Tonobjekte und Mosaiken, unter anderem Objekten, einige fertig, andere nicht. Sie erklärte ihnen, dass das Hauptziel der Behandlung darin bestand, Gabriel zu helfen, seinen Alltag zu organisieren und Projekte mit einem Anfang, einer Mitte und einem Ende durchzuführen. Sie erklärte, dass jedes Stück in diesem Raum Teil eines Projekts von jemandem war. Sie sagte, sie habe mit Dr. Marcelo gesprochen, und eine erste Aktivität wäre, dass Gabriel alleine zur Ergotherapie geht.

Gabriel beginnt, einmal pro Woche zu Beratungen mit Fatima zu gehen. Jeden Mittwoch steht er früh auf, duscht und bereitet sich auf diese Termine vor. Sie sprechen über Gabriels Alltag und darüber, wie er verbessert werden kann. Während der Sitzungen beginnen sie mit Maltechniken zu arbeiten.

Mit dem Fortschreiten der Behandlung bei Dr. Marcelo und Fatima beginnt Gabriel, aus der Isolation herauszukommen, in der er sich befand. Er fängt wieder an, abends mit seiner Familie fernzusehen. Er hilft seiner Mutter, indem er den Hof putzt und bei anderen kleinen Haushaltsaktivitäten hilft. Es fällt ihm immer noch schwer, mit seinen Nachbarn zu sprechen. Manchmal hört er Stimmen und denkt je nach Situation immer noch, dass das, was die Leute sagen, etwas über ihn ist, aber die Intensität dieser Wahrnehmungen hat im Vergleich zum Beginn der Behandlung stark abgenommen.

Dieser Beginn der Verbesserung ist sehr wichtig, denn von hier aus baut die Person mit Schizophrenie die Grundlage für eine zufriedenstellende Genesung im Laufe der Zeit. Es gibt keine Möglichkeit, diese Phase zu überspringen; viele Menschen mit Schizophrenie können sie nicht auf konstruktive Weise durchlaufen. Deshalb leben sie isolierter, haben Schwierigkeiten im Umgang mit anderen und leben ohne Projekte und Perspektiven. Es ist notwendig zu verstehen, dass dies eine zu überwindende Phase ist, bevor Dinge erreicht werden können, die mehr von der Person mit Schizophrenie verlangen. In diesem Sinne ist psychosoziale Behandlung wie Ergotherapie und Psychologie eine Ergänzung zur psychiatrischen Behandlung.

Arbeitstherapie und Rehabilitation

Fernanda A. Pimentel—Arbeitstherapeutin Der Rehabilitations-Prozess bei Schizophrenie erfordert eine Reihe von Pflegeaktivitäten für Menschen, die damit leben, um ihre Lebensqualität zu verbessern und eine daraus resultierende soziale Wiedereingliederung zu fördern, da die Krankheit wichtige Brüche im Verlauf ihres Lebens verursacht. Diese Pflege, die aus der Beziehung des Zuhörens und Austauschs zwischen den Beteiligten (Familie, Fachleute, Gemeinschaft) entsteht, hat Menschen mit Schizophrenie als Protagonisten dieser Konstruktion. Unter den in diesen Prozess einbezogenen Fachleuten befindet sich der Arbeitstherapeut.

Wenn wir den Begriff „Arbeitstherapie" (AT) hören, erinnern wir uns an Ideen wie „Unseren Geist zu beschäftigen ist gut, wir vergessen unsere Probleme", „Ich werde häkeln, das ist Therapie für mich" oder „Etwas Produktives zu tun ist gut, wir fühlen uns nützlicher". Aus diesen Vorstellungen können die Bedeutung und der Wert von Beschäftigungen und Aktivitäten in unserem täglichen Leben wahrgenommen werden, aber die AT als Beruf hat Ziele, die über diese Vorstellungen hinausgehen.

Die Arbeitstherapie basiert auf Menschen, die Dinge tun, beschäftigt sind und deren Beziehungen zum täglichen Leben gehören. Sie beabsichtigt, durch den Aufbau der Beziehung zwischen Therapeut, Patient und ihren Aktivitäten einen einladenden Raum zu schaffen, in dem es möglich ist, die Konstruktion von Projekten zu fördern, die darauf abzielen, neue Wege zu entdecken und zu erobern, die Potenziale und Fähigkeiten jedes Einzelnen zu entdecken und wiederherzustellen und Grenzen und Möglichkeiten zu erkennen. Das Tun in diesem therapeutischen Prozess ermöglicht die Wiederherstellung der Handlungsfähigkeit und verändert somit nicht nur die Aktivitäten, sondern auch die Beziehungen und das tägliche Leben.

Arbeitstherapeuten sind Teil der öffentlichen Dienste wie dem CAPS (Psychosoziales Care-Zentrum), psychologischer Gesundheits- oder Fachambulanzen, von Grundversorgungseinheiten (BHU), psychiatrischen Stationen und in privaten Kliniken und Praxen. Die Interventionen dieser Fachleute können individuell oder in Gruppen innerhalb und außerhalb der Einrichtungen erfolgen, zusammen mit anderen Fachleuten, die das multiprofessionelle Team bilden.

Die AT bietet dieses Netzwerk der Betreuung für Menschen, die mit Schizophrenie leben, und ist ein wichtiges Instrument im Rehabilitations-Prozess dieser Menschen. Sie fungiert als Brücke, die die Wiederaufnahme oder Schaffung von Zielen erleichtert, um ein aktives, produktives, autonomes, sinnvolles und angenehmes Leben zu erreichen.

Ist er verrückt?

Menschen geben dem Wort „Wahnsinn" viele Bedeutungen; im Allgemeinen verbinden sie es mit einer Veränderung der eigenen Art zu sein, einem dauerhaften Verlust der Vernunft und Autonomie, was zu einem Kontrollverlust über die eigenen Handlungen führen kann. Viele Menschen denken, dass für Wahnsinn keine Heilung gibt, und als Konsequenz sollten Menschen, die verrückt werden, dauerhaft hospitalisiert werden, weil sie nicht vertrauenswürdig sind und gefährlich werden können. Gabriels Familie weiß nicht, was sie von ihm halten soll. Sie wissen, dass die Nachbarn sagen, dass ihr Sohn verrückt geworden ist, und das verursacht großes

Unbehagen. Sie gehen zu Dr. Marcelo, geplagt von dieser Frage: Ist Gabriel schließlich verrückt geworden? Der Arzt hört, was die Eltern von den Nachbarn gehört haben, und erkennt, wie schwierig das für sie ist.

Der Psychiater erklärt, dass „Wahnsinn" ein Wort ist, das Menschen seit Jahrhunderten benutzt haben, um zu erklären, was sie nicht wissen; sie nennen Menschen, die ein Verhalten haben, das nicht dem aller anderen gleicht, im Allgemeinen in Verbindung mit Kontrollverlust (Unaufmerksamkeit), verrückt. Er erklärt, dass Gabriel nicht „verrückt" geworden ist; er hat eine Krankheit, die eine Behandlung erfordert. Diese Krankheit kann Momente des Kontrollverlusts verursachen, aber mit einer Behandlung ist es möglich, die Symptome zu kontrollieren, und mit der Zeit wird Gabriel in der Lage sein, zu verstehen, was mit ihm passiert, und mit der Krankheit umzugehen. Mit der geeigneten Behandlung wird er den größten Teil seines Lebens frei von Situationen verbringen, in denen die Symptome intensiver werden, und nur selten wird er Situationen des Kontrollverlusts zeigen.

Die Eltern sprechen über die Schwierigkeit, mit Gabriel zusammenzuleben; insbesondere gilt dies für den älteren Bruder. Der Arzt erkennt, dass die Krankheit des jungen Mannes die ganze Familie belastet und dass die Erklärung der Mechanismen der Krankheit zu diesem Zeitpunkt ihnen nicht viel helfen wird. Er sagt, dass es im Krankenhaus eine Willkommensgruppe für Familien gibt, und es gut wäre, wenn alle Familienmitglieder daran teilnehmen könnten, da es ihnen helfen könnte, mit dem, was passiert, umzugehen.

Die erste Sitzung in dieser Gruppe war für alle bemerkenswert, da sie über ihre Erfahrungen sprechen und die Erfahrungen anderer Familienmitglieder von Menschen, die mit Schizophrenie leben, hören konnten. Die Eltern sprachen darüber, wie schwierig es war, mit dem Problem ihres Sohnes umzugehen. Julia denkt, dass ihr Bruder einfach anders ist und dass jeder das Recht hat, so zu sein, wie er sein möchte. Renato blieb still, bis sein Bruder sprach. Gabriel sagte, dass er sehr viel Angst habe, er hört Stimmen, und er hat das Gefühl, dass er verfolgt wird und dass die Leute immer über ihn reden, aber jetzt geht es ihm viel besser, und vorher konnte er nicht einmal sein Zimmer verlassen. Julia sagte, dass sie ihren Bruder so mag, wie er ist, und hofft, dass die Behandlung ihm helfen wird, weniger zu leiden. Seine Eltern stimmen zu. Renato konnte sich dann öffnen und sagte, dass er seinen Bruder mag, aber er hatte Angst, seine Meinung zu sagen, weil er merkte, dass es nur schlimmer wurde, also vermied er Probleme; jedoch sagte er, dass er sich ändern und aufhören würde, seinen Bruder zu meiden.

Der Therapeut konnte aufgrund dieser Aussagen zeigen, dass Gabriel seine Probleme hat, aber dass jeder seine eigenen Probleme hat, die verstanden und geklärt werden müssen, und dass dies ein Raum war, um alle dazu anzuregen, offen über ihre Probleme zu sprechen und den Dialog auf das tägliche Familienleben zu erweitern. Dadurch konnte jede Person die Probleme der anderen entdecken, und es wurde einfacher, mit Schwierigkeiten umzugehen.

Dieses Verständnis ist grundlegend: Die Krankheit betrifft die Person mit Schizophrenie, verändert ihre Art, in der Welt zu sein, bringt aber auch Probleme für andere Familienmitglieder mit sich, und jede Person muss sich bemühen, zu verstehen und zu lernen, mit ihren eigenen Schwierigkeiten umzugehen, damit das Zusammenleben nicht um die Probleme der kranken Person kreist. Dies ermöglicht es einerseits, sich auf eine fokussiertere Weise mit der Person mit Schizophrenie auseinanderzusetzen, und andererseits öffnet es Raum für jedes Familienmitglied, sein Leben fortzusetzen, mit den natürlichen Anforderungen und Aktivitäten des täglichen Lebens. Mit diesem Verständnis ist die Familie weniger anfällig für Unverständnis, Diskriminierung und stigmatisierende Kommentare von Menschen in der Gemeinschaft, die die menschlichen Probleme ignorieren, denen jeder unterworfen ist, und psychische Störungen sind einige dieser Probleme.

Schizophrenie ist nicht Wahnsinn, sondern eine Krankheit. „Wahnsinn" ist das Unverständnis, die Vernachlässigung und der Mangel an würdiger Behandlung für Menschen, die mit den Schwierigkeiten leben, die die Schizophrenie auferlegt, und keinen Zugang zu qualitativ hochwertiger Behandlung haben, wie sie Gabriel und seine Familie erhalten.

Der Weg zur Diagnose

Der Weg zur Diagnose von Schizophrenie folgt nicht immer dem Kurs, den Gabriel und seine Familie genommen haben, da es notwendig ist, mindestens 6 Monate lang eine Behandlung bei einem Psychiater zu verfolgen, um zu wissen, ob die Person wirklich an Schizophrenie oder an einer anderen psychischen Störung mit ähnlichen Merkmalen leidet. Viele Menschen brechen die Behandlung ab, wenn sich ihr Zustand ein wenig verbessert oder sie sich weigern, ihre Medikamente zu nehmen. Darüber hinaus ist es nicht immer möglich, sogenannte psychosoziale Behandlungen wie Ergotherapie und Psychotherapie zu verfolgen, und es ist auch nicht einfach für die Person und ihre Familie, mit der Diagnose von Schizophrenie umzugehen. Lassen Sie uns sehen, wie dieser Prozess im Leben unserer Figur abläuft.

Gabriel zeigte eine fortschreitende Verbesserung während der Behandlung. Allmählich wurden die Stimmen in den letzten Monaten seltener, bis sie ganz verschwanden. Er fühlt sich nicht mehr verfolgt, und die Gedanken, dass er das „Zentrum der Dinge" ist, die um ihn herum geschehen, verlieren an Kraft. Allerdings wird ihm bewusst, dass er nicht mehr die gleiche Geschwindigkeit des Denkens hat, dass er mehr Schwierigkeiten hat als seine Brüder bei den Dingen, die sie gemeinsam tun, und dass er Probleme hat, mit Menschen zu sprechen und das Gespräch aufrechtzuerhalten. Das macht ihn etwas unzufrieden mit dem Leben.

In den Konsultationen mit Dr. Marcelo, an denen er mit seinen Eltern teilnimmt, beklagt sich Gabriel über diese Schwierigkeiten. Der Arzt sagt ihm, er solle geduldig sein und nicht aufgeben. Er bittet ihn, allmählich wieder die Aktivitäten aufzunehmen, bei denen er mehr Schwierigkeiten hat, weil es mit der Zeit besser werden sollte. Dies kann ein langer und anstrengender Prozess sein, aber es ist wichtig, nicht entmutigt zu werden, damit er sein volles Potenzial ausschöpfen kann. Er sagt: „Gabriel, wir alle haben Einschränkungen, aber wir müssen lernen, mit ihnen umzugehen und, soweit möglich, sie zu überwinden."

Gabriels Eltern fragen immer wieder, was die Diagnose ihres Sohnes sei. Der Arzt hat den Fall sorgfältig geprüft, bis er in der Diagnose sicher war. In einer langen Konsultation zeigte er, dass die Diagnose der Krankheit, die der junge Mann aufweist, Schizophrenie war.

In dieser Konsultation bemüht er sich, alle Zweifel von Gabriel und seinen Eltern zu klären. Ihre erste Reaktion ist Enttäuschung, weil sie denken, dass Schizophrenie eine sehr schlechte Diagnose ist. Sie erinnern sich an die Tochter einer Bekannten, die an der Krankheit leidet und eine schwere Beeinträchtigung hat. Der Arzt erklärt, dass Schizophrenie sich bei jedem Individuum auf unterschiedliche Weise manifestiert; man kann Menschen nicht vergleichen. Es gibt einige Fälle, die ohne größere Beeinträchtigungen in der Funktion des Subjekts verlaufen. Er sagte, Gabriel habe bisher eine gute Entwicklung gehabt und sollte die Behandlung fortsetzen, um das bereits Erreichte zu erhalten und sich noch weiter zu verbessern.

Die Annahme der Diagnose einer chronischen Krankheit ist für jeden schwierig. Im Falle von Schizophrenie wird diese Diagnose von einer Reihe von negativen Definitionen begleitet, die die Menschen als unvermeidliche Realität annehmen. Aus diesem Grund vermeiden wir es in diesem Buch, mit Definitionen zu arbeiten, und konzentrieren uns lieber mehr auf Erfahrungen und mögliche Wege, durch die wir praktische und reale Erfahrungen der Problemlösung durch die Erfahrungen der Charaktere darstellen können.

Der Psychiater zeigt Gabriel und seinen Eltern, dass die Diagnose kein Urteil ist, das von einem Richter gefällt wird. Er erklärt, dass es nur dazu dient, Gabriels Verständnis für die Dinge, die er erlebt, zu verbessern und seine Behandlung zu verbessern. Er sagt: „Schizophrenie definiert nicht, wer du bist, Gabriel, verstehe es einfach als eine Krankheit, um die du dich kümmern musst; du bist viel mehr als die Krankheit, die du hast."

Die Bedeutung der Arzt-Patienten-Beziehung

Marcelo Q. Hoexter—Psychiater Die Diagnose und angemessene Behandlung jeder psychiatrischen Erkrankung hängen von zwei sehr wichtigen Faktoren ab, die niemals getrennt werden sollten: dem technisch-wissenschaftlichen Wissen der Medizin (Anzeichen/Symptome; Medikamente; Nebenwirkungen) und der Beziehung, die zwischen dem Arzt und dem Patienten hergestellt wird.

Ohne das entsprechende technisch-wissenschaftliche Wissen wird der Arzt nicht in der Lage sein, zusammen mit dem Patienten Lebensumstände, Verhalten, familiäre und persönliche Beziehungen sowie Anzeichen und Symptome zu erforschen, die bei der richtigen Diagnose helfen. Wenn die medizinische Diagnose nicht korrekt gestellt wird, ist es unwahrscheinlich, dass die vorgeschlagene Behandlung dem Patienten zugute kommt und sein Leiden lindert.

Allerdings reicht allein technisch-wissenschaftliches Wissen nicht aus. Eine weitere sehr wichtige Zutat für den Erfolg der Behandlung ist die Arzt-Patienten-Beziehung. Diese Beziehung basiert auf der Herstellung einer Vertrauensbindung zwischen dem Arzt und dem Patienten und tritt ein, wenn der Fachmann in der Lage ist, das Leiden des Patienten und seiner Familie zu erkennen, zu begrüßen und fortzusetzen. Eine angemessene Kommunikation zwischen Ärzten, Patienten und Familienmitgliedern ist unerlässlich, um diese Bindung aufrechtzuerhalten. Wenn die Bindung und Kommunikation nicht angemessen sind, stellt sich die Frage: Wer würde den Ratschlägen eines Fachmanns folgen, wenn es kein Vertrauen gäbe? Wer würde Medikamente einnehmen, wenn die positiven Effekte und Nebenwirkungen nicht erklärt wurden? Wer würde eine Behandlung durchlaufen, wenn seine Zweifel und Ängste nicht gewürdigt wurden?

Es liegt daher am Arzt, sich in angemessener Weise auszudrücken, mit einem klaren Verständnis der Fakten. Es liegt an ihm, Patienten und Familienmitglieder mit angemessener Sprache klar zu führen sowie darauf vorbereitet zu sein, über die Diagnose und Therapie befragt zu werden. Es liegt am Arzt, Orientierung hinsichtlich der Symptome und des Verhaltens des Patienten zu geben und zu erklären, warum die Diagnose „A" und nicht „B" ist. Es liegt am

Arzt zu erklären, warum er Medikament „X" anstelle von „Y" gewählt hat und eine Anleitung zu den möglichen Nebenwirkungen von Medikamenten zu geben. Es liegt am Arzt zu erkennen, dass die vorgeschlagenen therapeutischen Interventionen nicht immer die besten Ergebnisse haben. Schließlich liegt es an ihm, die Schwierigkeiten der Patienten und Familien zu hören und zu respektieren, gemeinsam die beste Alternative zu suchen. Das ist die Arzt-Patienten-Beziehung.

Ist es heilbar?

Gabriel und seine Eltern fragen Dr. Marcelo, ob Schizophrenie heilbar ist. Dies ist eine sehr wichtige Frage und es ist notwendig, sie genauer zu verstehen. Der Arzt weiß, dass dies ein sehr wichtiger Moment in der Behandlung ist, denn die Art und Weise, wie Gabriel und seine Eltern diese Frage verstehen, wird bestimmen, wie sie sich zur Schizophrenie und ihrer Behandlung verhalten werden.

Der Arzt erklärt, dass die Medizin für wenige Krankheiten eine Heilung kennt, aber für viele von ihnen Behandlungen vorschlägt, damit die Menschen besser und mit Qualität leben können. Im Falle der Schizophrenie haben einige der Träger (13 %) nur eine psychotische Episode erlebt und sind danach zu ihrer normalen Funktion zurückgekehrt. Für die anderen Träger kennt die Medizin noch keine Heilung, aber es gibt effiziente Behandlungen, die ihnen helfen, mit Qualität zu leben, weil sie Rückfälle verhindern.

Gabriel fragt Dr. Marcelo, ob er zur Normalität zurückkehren wird. Der Arzt antwortet, dass es nicht um normal oder anormal geht: Schizophrenie ist eine Krankheit, die den Lebensweg verändert; die Frage ist, ob es möglich ist, gut zu leben und glücklich zu sein. Es ist sehr gut möglich zu leben, vorausgesetzt, dass die Person, die Schizophrenie hat, lernt, auf diesem neuen Weg zu leben. Gabriel bittet ihn, weiter zu erklären.

Der Arzt antwortet mit Beispielen: „Gabriel, mit Fatima hast du gelernt, sehr gut zu malen und schöne Stücke aus Ton und Mosaiken zu machen, zusätzlich zu deinem organisierten Alltag, in dem du produktiv bist. Du hilfst deiner Mutter zu Hause, du hilfst deinem Vater, wenn er Arbeit mit nach Hause bringt."

Gabriel fragt: „Aber meine Schwester studiert, mein Bruder arbeitet und ich kann nicht mehr zur Universität gehen oder arbeiten, ist es das, was du mit normal meinst?" Der Arzt antwortet: „Gabriel, wir alle haben Einschränkungen, das bedeutet nicht, dass wir nicht normal sind. Die meisten meiner Arztfreunde sind mindestens zweimal bei den Aufnahmeprüfungen für die medizinische Fakultät durchgefallen. Das Wichtigste ist, sich um sich selbst zu kümmern, einen Schritt nach dem anderen zu gehen. Es steht in keinem medizinischen Buch, dass du nicht arbeiten oder studieren kannst, du musst deine Ambitionen nicht aufgeben, weil du eine Diagnose von Schizophrenie erhalten hast."

Gabriel beklagt sich dann, dass er nicht mehr so viele Freunde hat wie früher, weil die Leute denken, er sei seltsam. Dann erinnert der Arzt ihn an die Zeiten, in denen er mit seiner Schwester und ihren Freunden ins Kino gegangen ist; er erinnert sich auch an die Zeiten, in denen er mit seinem Bruder Spaß hatte, sein Team im Stadion spielen zu sehen. Er sagte, es sei egal, was andere denken; das Wichtige ist, dass er gut mit den Freunden auskommt, die er finden kann und die ihn so akzeptieren, wie er ist. So ist es bei allen Menschen.

Gabriel lädt seine Schwester ein, mit ihm im Park spazieren zu gehen. Er erzählt ihr von seinem Gespräch mit Dr. Marcelo. Julia hört aufmerksam zu. Dann sagt sie, dass vielleicht das Problem nicht die Schizophrenie ist, denn wenn er behandelt wird, wird die Krankheit unter Kontrolle sein. Das Problem sei für ihn, sagt Julia, Dinge zu finden, die ihn glücklich machen und sich nicht mit anderen Menschen zu vergleichen.

Aus diesen Gesprächen öffnet Gabriel die Tür zu seiner inneren Welt, um sich mit der Tatsache auseinanderzusetzen, dass bei ihm Schizophrenie diagnostiziert wurde.

Julia ist eine sensible und intelligente junge Frau. Nachdem sie die Schwierigkeiten ihres Bruders begleitet hat, erinnert sie ihn daran, dass sein Leben und sein Glück in seinen Händen liegen und nicht durch die Diagnose bestimmt werden, die er erhalten hat. Sie repräsentiert den gesunden Menschenverstand, der vorherrschen sollte, wenn wir mit einem Gesundheitsproblem konfrontiert sind, das keine sofortige Lösung hat, wie es bei der Schizophrenie der Fall ist. Viele Menschen, die mit der Diagnose konfrontiert sind, akzeptieren sie entweder nicht oder geben auf, weil sie nicht in der Lage sind, mit der Realität umzugehen, wie sie sich präsentiert. Wir werden im Laufe des Buches sehen, wie das Leben dynamisch ist; es besteht aus Schwierigkeiten, aber auch aus Möglichkeiten und Chancen.

Ein notwendiges Lernen

Durch Gabriels Geschichte zeigen wir, wie ein Behandlungsprozess, der mit einer akuten psychotischen Episode beginnt, bis zur Diagnose von Schizophrenie abläuft. Wir kennen einige der zahlreichen Schwierigkeiten, denen sowohl Familienmitglieder als auch die Person, die an Schizophrenie leidet, gegenüberstehen. Anfangs besteht eine große Schwierigkeit darin, die Notwendigkeit einer Behandlung zu verstehen; dann besteht die Schwierigkeit darin, die Behandlung zu erhalten, und dann besteht die größte Schwierigkeit darin, die vorgeschlagene Behandlung zu akzeptieren. Wir haben versucht, am Beispiel von Gabriel zu zeigen, dass dieser Prozess möglich ist, da er auf realen Fällen basiert, die wir kennen.

Unser Ziel ist es, einen relativ erfolgreichen Fall von Nachverfolgung bis zur Diagnose zu zeigen, damit unsere Leser ihre individuellen Fragen klären können. Mit diesem Material hoffen wir, dass Menschen mit der Krankheit und ihre Familien schneller auf das Problem aufmerksam werden, Hilfe suchen und die Behandlung befolgen. In Gabriels Fall dauerte es mehrere Monate, bis sie Hilfe suchten und effektiv mit der Behandlung begannen. Es ist wichtig zu wissen, dass je kürzer die Zeit zwischen dem Auftreten der Symptome und der Behandlung ist, desto besser sich die Person entwickeln wird.

So wie wir erfolgreiche Fälle wie Gabriels kennen, kennen wir auch schwierigere, aber wir sehen, dass realistische Hoffnung immer die beste Wahl ist, egal wie schwierig die Situation ist. Jorge, einer der Autoren dieses Buches, lernte erst 18 Jahre nach Beginn der Krankheit und vier akuten Krisen, mit Schizophrenie umzugehen. Wir glauben jedoch, dass es nicht notwendig ist, all diese Schwierigkeiten durchzumachen, um zufriedenstellend mit dieser Krankheit umzugehen.

Wir hoffen, die Bedeutung des Dialogs mit Gesundheitsfachleuten aufzeigen zu können, immer auf der Suche nach den besten Wegen. Wir hoffen auch, die Bedeutung der Teilnahme und Aufnahme von Familienmitgliedern ausreichend hervorzuheben, damit sowohl sie als auch die Person mit Schizophrenie ein Verständnis finden, das eine erfolgreiche, gute Koexistenz ermöglicht.

Dies ist ein notwendiges Lernen; egal wie viele Krisen die Person mit Schizophrenie durchgemacht hat, wir verstehen, dass der Dialog und die Aufnahme der Probleme der Person, sowohl durch Gesundheitsfachleute als auch durch Familienmitglieder, den besten Weg bilden, die Situation zu ändern, in der sich der Träger befindet, um Wege zu beginnen, ihren Lebensweg neu zu gestalten, Möglichkeiten zu nutzen, wichtige Erkenntnisse zu erwerben und einen Platz in der Welt zu finden, um ein gutes Leben mit Familie und Freunden zu führen.

Die große Herausforderung für die Person mit Schizophrenie und ihre Familienmitglieder besteht darin, sich um die Krankheit zu kümmern und zugleich die Lebensqualität und Beziehungen zu pflegen. Missverständnisse und die mangelnde Akzeptanz werden zu einem großen Hindernis, das die Möglichkeiten einschränkt, die im Alltag aufgebaut werden müssen. Es gibt keine Regeln oder Vorschriften, um dieser Herausforderung zu begegnen; wir wissen, dass gesunder Menschenverstand und das Teilen der Last der Schwierigkeiten mit anderen Menschen gute Strategien sind, um Probleme zu bewältigen und zu überwinden, für die wir keine zufriedenstellenden praktischen Antworten finden können.

Der Diagnoseprozess stellt einen Anfang dar. Die Behandlung von Schizophrenie ist für einen unbestimmten Zeitraum notwendig. Wir werden im Folgenden anhand von Gabriels Geschichte zeigen, wie der Prozess bis zur Stabilisierung vor Schizophrenie ablaufen kann.

3

Was ist diese Krankheit?

Wissenschaftliches Verständnis verringert die Stigmatisierung der Krankheit

Im Fall von Gabriel und seiner Familie ist es sehr schwierig zu verstehen, dass seine Probleme und inneren Erfahrungen mit dem Leben mit den Symptomen einer Krankheit verbunden sind, die auch andere Menschen und Familien betrifft. Dieses Verständnis kann sehr nützlich sein: dass es Behandlungen gibt und dass die Person größer ist als die Krankheit und dass sie mit Behandlung mehr Möglichkeiten haben und in der Lage sind, das zu sein, was sie tatsächlich sind, mit viel niedrigeren Störungsniveaus durch die Krankheit.

In diesem Kapitel stellen wir auf einfache Weise dar, wie die Ergebnisse umfangreicher wissenschaftlicher Forschungen in verschiedenen Bereichen zu einem besseren Verständnis verschiedener Aspekte der Schizophrenie beitragen. Es handelt sich um eine Krankheit, die aus einer Reihe von miteinander verbundenen Faktoren resultiert, die im Laufe des Lebens einer Person interagieren, von der Zeit ihrer Bildung im Mutterleib an. Es wird daher verstanden, dass Schizophrenie eine multifaktorielle Krankheit ist und dass ihre Behandlung verschiedene professionelle Hintergründe im Bereich der psychischen Gesundheit erfordert.

Die Entmystifizierung der Schizophrenie beinhaltet das Verständnis dessen, was auf einer breiteren Ebene vor sich geht, das heißt, wie es aus der Perspektive der Menschen in der Gesellschaft aussieht. Menschen wie Gabriel und seine Familie können dann verstehen, dass das, was sie erleben, kein Einzelfall ist, sondern viele andere Menschen auf der ganzen Welt betrifft. Sie können auch verstehen, dass sie nicht Opfer einer perversen Gesellschaft sind, die die Schwächsten unterdrückt, und sich mit dem zufrieden geben müssen, was ihnen angeboten wird.

Das Hauptorgan, das bei der Schizophrenie betroffen ist, ist das Gehirn, und die Symptome der Krankheit sind das Ergebnis von Veränderungen in seiner Funktion. Das Verständnis dieser Gehirndysfunktion hilft zu verstehen, warum Menschen mit Schizophrenie sich möglicherweise anders verhalten als Menschen ohne die Krankheit. Es hilft auch zu verstehen, dass Schizophrenie eine Krankheit ist, die anderen in der Medizin ähnlich ist (z. B. Diabetes und Bluthochdruck), bei der die Beziehung zwischen genetischen Faktoren und Umweltfaktoren, die die Krankheit verursachen, untersucht werden kann. Diese Faktoren bedeuten nicht, dass die Person ein anderer oder minderwertiger Mensch ist; es bedeutet, dass die Person, zusätzlich zur Behandlung der biologischen Aspekte, auch Verständnisse und Fähigkeiten entwickeln sollte, um gut mit sich selbst und in Beziehungen zu anderen Menschen zu leben. Daher ist die psychosoziale Behandlung, wie Ergotherapie, Psychologie und Sozialarbeit, notwendig.

Schizophrenie betrifft mehrere Dimensionen der ausgefeilten Gehirnfunktion, die für das Erfahren kultureller Informationen, Lebenserfahrungen, kognitiver Verarbeitung und emotionaler Funktion verantwortlich ist. Sie hat daher tiefgreifende Auswirkungen auf die Art und Weise, wie das Individuum die Welt sieht, wie es sich zu Menschen, zur Arbeit und zur Freizeit verhält. Das Vorhandensein von Schizophrenie begrenzt nicht immer das Leben des Einzelnen, da jede Person ihre eigene Art hat, mit den Schwierigkeiten umzugehen, die sie aufwirft. Viele finden hochkreative Lösungen, die sie zu faszinierenden Menschen machen. Viele Menschen mit der Krankheit leben jedoch mit immensen Schwierigkeiten, ihren „Platz in der Welt" zu finden; für diese Menschen schlagen wir vor, dass es möglich und sehr nützlich ist zu verstehen, dass die Krankheit ihre menschlichen Qualitäten nicht einschränkt.

Die im Folgenden angeführten Bereiche entsprechen jenen der wissenschaftlichen Forschung im Verständnis der Schizophrenie:

Epidemiologie und Auswirkungen auf die Gesellschaft

Epidemiologie studiert methodisch, wie Krankheit und Gesundheit in menschlichen Populationen auftreten. „Prävalenz" ist ein Begriff in der Epidemiologie, der den Prozentsatz der Menschen in der Allgemeinbevölkerung angibt, die über einen Zeitraum oder ein Leben lang an der Krankheit leiden. Studien zeigen, dass zwischen 0,4 % und 0,7 % der Allgemeinbevölkerung im Laufe ihres Lebens an Schizophrenie erkranken (Prävalenz). Schizophrenie tritt in allen Kulturen auf, aber in unterschiedlichen Raten. Es gibt ein Verhältnis von 1,4 Männern für jede betroffene Frau, das heißt, es betrifft 40 % mehr Männer als Frauen. Aus der Volkszählung des brasilianischen Instituts für Geographie und Statistik (IBGE) von 2000 wird geschätzt, dass es in Brasilien 1,75 Mio. Menschen mit Schizophrenie gibt.

„Inzidenz" ist in der Epidemiologie der Begriff, der verwendet wird, um anzugeben, wie viele Menschen in einem bestimmten Ort und Zeitraum an einer Krankheit erkrankt sind. Für Schizophrenie wird geschätzt, dass es zwischen 1 und 2 neue Fälle pro Jahr für jede Gruppe von 10.000 Menschen gibt (Inzidenz). Neuere Studien zeigen jedoch, dass die Inzidenz in städtischen Zentren höher und in wenig urbanisierten oder ländlichen Regionen niedriger ist.

So wie jede Krankheit verursacht Schizophrenie eine Belastung (Last) für die betroffene Person, die Familie und die Gesellschaft. Es ist wichtig zu wissen, wie dies geschieht, um Behandlungen und Gesundheitspolitiken zur Versorgung aller Betroffenen in der Gesellschaft zu planen. Wir werden versuchen zu klären, wie die Belastung auf diesen beiden Ebenen, beim Einzelnen und in der Bevölkerung, entsteht.

Aus individueller Sicht ist Schizophrenie durch akute Krisen gekennzeichnet, die bei guter Behandlung etwa einen Monat oder weniger dauern, und durch Remissionsperioden, die bei guter Behandlung Jahre dauern können. Das zentrale Problem ist, dass Krisenzeiten das Leben der Person mit Schizophrenie und ihrer Familie tiefgreifend beeinflussen, was eine Wiedereingliederung während der Remissionsperioden sehr schwierig macht. Dies liegt daran, dass die Erfahrung, psychotisch zu werden oder „verrückt zu werden", sowohl auf die Funktionsweise der Person als auch auf familiäre und soziale Beziehungen erhebliche Auswirkungen hat. Während Krisenzeiten zeigt die Person sehr unterschiedliche Überzeugungen und Verhaltensweisen, die bei Familienmitgliedern und Freunden Verwirrung und manchmal Angst auslösen können. Darüber hinaus kann die Person sich von sehr wichtigen persönlichen Beziehungen zurückziehen oder diese abbrechen.

Wenn sie in die Remissionsphase eintreten, wird alles schwieriger, weil ihr Beziehungsnetzwerk stark reduziert ist. Für einige Menschen reduziert sich dieses Netzwerk auf die Familie, die Unterstützung und Pflege bietet, und auf Gesundheitsfachleute, die sie behandeln. In Anbetracht dessen, dass die Behandlungseinrichtungen in Brasilien nicht in der Lage sind, alle

Menschen mit Schizophrenie zu versorgen, ist die Belastung für die Familie größer und verursacht große Probleme für viele Menschen mit der Krankheit, die ohne Unterstützung sind, was sie in extreme Situationen bringen kann, wie zum Beispiel obdachlos zu werden.

Aus Bevölkerungssicht wird die Belastung von der Weltgesundheitsorganisation (WHO) als „verlorene Lebensjahre, angepasst an die Behinderung" (DALYs) beschrieben, die sich aus zwei Elementen zusammensetzt:

a) Das erste Element sind verlorene Lebensjahre (YLL), die messen, wie viele Jahre eine Person weniger als ihre Lebenserwartung aufgrund des Einflusses der Krankheit lebt. Im Falle von Schizophrenie führt die mit der Krankheit verbundene Belastung dazu, dass Menschen im Durchschnitt 10–15 Jahre kürzer leben als die Allgemeinbevölkerung.
b) Das zweite Element sind Jahre, die mit Behinderung gelebt werden (YLD). Es sollte berücksichtigt werden, dass etwa ein Drittel der Menschen mit Schizophrenie eine gute Genesung haben, ein Drittel eine Genesung mit erheblichen Verlusten haben und ein Drittel sich im Laufe der Jahre verschlechtert.
c) Die Belastung durch Schizophrenie und andere Krankheiten in der Bevölkerung wird berechnet, indem die verlorenen Jahre (YLL) zu den Jahren, die mit Behinderung gelebt werden (YLD), addiert werden.

Die Kenntnis der Belastung auf individueller Ebene ist sehr wichtig für die Behandlungsplanung, um gemeinsam mit dem Einzelnen und der Familie ein therapeutisches Projekt zu planen, das den Menschen hilft, besser zu leben und die Schwierigkeiten zu bewältigen, die die Krankheit im Alltag mit sich bringt.

Die Kenntnis der Belastung auf Bevölkerungsebene ist sehr wichtig, um Investitionen in die psychische Gesundheit zu definieren, da Gesundheitsressourcen knapp sind und gut genutzt werden sollten, um die Bedürfnisse aller zu erfüllen. Es ist auch wichtig, damit jede Person mit Schizophrenie und ihre Familie die Behandlungen, die zur Verfügung stehen, bestmöglich nutzen können, d. h. die therapeutischen Vorschläge bewusst nutzen und die Medikamente in einem dialogischen Verhältnis mit dem Arzt einnehmen.

Die Geschichte von Gabriel wird zeigen, dass die Bewältigung der Belastung durch Schizophrenie keine Frage der „rationalen Wahl" ist, sondern ein notwendiges Lernen, um effektiv ein qualitativ hochwertiges tägliches Leben aufzubauen.

Welches Körperorgan wird von Schizophrenie beeinflusst?

Wenn wir über eine Krankheit sprechen, denken wir sofort daran, welches Organ des Körpers es betrifft. Aus den Symptomen lässt sich schließen, dass das betroffene Organ bei Schizophrenie das Gehirn ist, das bestimmt, wie wir denken und die Welt wahrnehmen. Als das komplexeste Organ des Körpers ist das Gehirn dafür verantwortlich, was wir denken, und eine dysfunktionale Verarbeitung kann zu Wahnvorstellungen oder Zerfall des Denkens führen. Es verarbeitet auch sensorische Informationen von Sinnesorganen wie Hören, Sehen, Berühren und Schmecken, die, wenn sie verändert werden, Halluzinationen auslösen können.

Das Gehirn verarbeitet all die komplexesten Funktionen des Menschen wie Gefühle, Verlangen und Sozialisation, und dadurch treffen wir Entscheidungen. Somit beeinflussen Krankheiten, die das Gehirn betreffen, die Art und Weise, wie man ist, und sind direkt mit negativen Symptomen verbunden, wie Apathie, Schwierigkeiten, etwas zu tun, Problemen beim Kontakt mit anderen Menschen und emotionaler Rückzug. Daher tritt das Problem im Gehirn auf und wird nur durch Veränderungen im Verhalten der Person wahrgenommen.

Die Funktion des Gehirns bei Schizophrenie war Gegenstand zahlreicher Forschungen. Unser Gehirn beginnt seine Entwicklung (Neuroentwicklung) während der Schwangerschaft, also im Mutterleib; es wird jedoch nicht fertig geboren. Ein Großteil seiner Entwicklung findet nach der Geburt statt, und die Phase, in der diese Entwicklung am ausgeprägtesten ist, dauert bis in die späte Adoleszenz und das frühe Erwachsenenalter. So wie jedes Gesicht oder jeder Fingerabdruck einzigartig ist, hat jede Person ein Gehirn, das sich auf einzigartige Weise entwickelt – das unterscheidet sich nicht vom Rest des Körpers. Unsere Beine entwickeln sich beispielsweise auch aus Umweltreizen und genetischen Prädispositionen. Ein Fußballspieler wird ein muskulöseres Bein zum Balltreten haben als jemand, der nicht spielt, aber verschiedene Fußballspieler werden mehr oder weniger Muskulatur haben, je nach spezifischen genetischen Faktoren. Dies ist ähnlich wie das Gehirn: Was seine Entwicklung bestimmt, ist die Wechselwirkung zwischen der genetischen Belastung jeder Person und ihrer Interaktion mit der Umwelt; kognitive, affektive, sozialisierende und motorische Reize sind grundlegend für eine gesunde Entwicklung.

Forscher haben gezeigt, dass die Krankheit das Ergebnis der Beziehung der Entwicklung unseres Gehirns im Laufe der Zeit ist, das heißt, sie tritt aufgrund aller Erfahrungen auf, die es während seiner Reifung stimuliert haben und nicht nur in der Zeit vor dem Auftreten der Symptome. Daher kann der gesunde und erhaltene Teil der Person ein zentrales Element sein, das von medikamentöser und psychosozialer Behandlung betroffen ist.

Genetik und Schizophrenie

Viele biologische Faktoren und ihre Beziehungen zu allen gelebten Erfahrungen sind an der Entstehung und Entwicklung von Schizophrenie beteiligt.

Der Vortrag von Dr. Ary Gadelha, der unten transkribiert ist, hilft, die genetischen Faktoren zu klären, die an der Schizophrenie beteiligt sind und wie sie mit Umweltfaktoren interagieren.

Ary Gadelha de Alencar Araripe Neto

Psychiater Eine der häufigsten Fragen – und vielleicht die schwierigste zu beantworten, wenn man die Schizophrenie studiert – ist, warum einige Menschen Symptome wie Wahnvorstellungen oder Halluzinationen haben. Die Genetik ist eine der Wissenschaften, die am meisten zur Beantwortung dieser Frage beigetragen hat. Aber was ist eigentlich Genetik? Genetik ist die Wissenschaft, die Gene studiert. Gene sind Teile der DNA, einer Substanz, die im Kern unserer Zellen enthalten ist und Informationen für jede unserer Eigenschaften wie die Farbe unserer Augen oder Haut und unsere Größe enthält. Gene wären wie ein Rezept für uns, aber wer wir tatsächlich sind, geht über die Informationen hinaus, die sie enthalten. Umweltfaktoren wie Ernährung, sportliche Aktivitäten und Bildung formen die genetischen Eigenschaften auf eine Weise, die jedes Individuum zu einem einzigartigen Wesen mit seinen eigenen Eigenschaften macht.

Ein wichtiges Indiz dafür, dass genetische Faktoren die Schizophrenie beeinflussen, ist die Beobachtung, dass es ein erhöhtes familiäres Risiko für die Krankheit gibt. Zum Beispiel wird die Prävalenz der Schizophrenie in der Allgemeinbevölkerung auf etwa 0,7 % geschätzt, aber sobald eine Person betroffen ist, steigt das Risiko, dass eine andere Person in der gleichen Familie (Verwandte ersten Grades) betroffen ist, auf etwa 8 %. Obwohl die Wahrscheinlichkeit, betroffen zu sein, gering bleibt, stellt dies eine achtfache Erhöhung des Risikos dar, die Krankheit zu entwickeln. Darüber hinaus zeigen Studien mit eineiigen Zwillingen, dass, wenn einer betroffen ist, die Chance, dass der andere betroffen ist, etwa 44 % beträgt. Darüber hinaus ist die Chance, die Krankheit zu entwickeln, umso größer, je größer die gemeinsame genetische Last mit einem Träger ist (Zwillinge > Verwandte ersten Grades > Allgemeinbevölkerung).

Aber wenn diese Daten darauf hindeuten, dass die Schizophrenie eine „genetische" Krankheit ist, sprechen sie auch für eine „Umwelt"-Krankheit, da selbst eine genetische Kopie des Trägers, in diesem Fall ein eineiiger Zwilling, nur in etwa der Hälfte der Fälle Schizophrenie entwickelt. Dies bedeutet, dass genetische Faktoren wichtig sind, aber nicht allein das Auftreten der Krankheit bestimmen. Sie würden ein Individuum anfällig machen, und ihre Entwicklung würde von der Exposition gegenüber Umweltsituationen wie Geburtskomplikationen, Infektionen, Migration oder Drogenkonsum abhängen.

Bis heute wurden mehrere Gene mit einem erhöhten Risiko für Schizophrenie in Verbindung gebracht. Allerdings scheint keines von ihnen allein die Krankheit zu erklären, und wir sind noch weit entfernt von einem Test, der sagen kann, wer Schizophrenie hat oder entwickeln wird. Während mehr Studien durchgeführt wurden, um das Wissen zu erweitern und die Schaffung neuer Medikamente oder Diagnosemethoden zu ermöglichen, sind die frühzeitige Erkennung und Behandlung immer noch die besten Möglichkeiten, um die Auswirkungen der Krankheit zu minimieren.

Veränderungen in der Funktion des Gehirns: Dopamin

Die Übertragung von Informationen zwischen Gehirnzellen erfolgt durch chemische Substanzen, die als Neurotransmitter bezeichnet werden. Somit sind alle Gehirnprozesse, wie Sehen, Hören, Schmecken, Riechen und Berühren, sowie alles, was wir denken und fühlen, Informationen, die von Neuronen verarbeitet werden, die über Neurotransmitter kommunizieren.

Ein weitgehend untersuchter Neurotransmitter bei Schizophrenie ist Dopamin:

a) Bekannt ist, dass Medikamente gegen Schizophrenie durch Verringerung der Dopaminfunktion wirken.
b) Psychostimulanzien, die Dopamin erhöhen, wie Amphetamin und Kokain, sind dafür bekannt, schizophrenieähnliche Symptome hervorzurufen, z. B. Wahnvorstellungen und Halluzinationen.

Dopamin ist verantwortlich für die Zuweisung von Relevanz oder, besser gesagt, Salienz zu Umweltreizen. Daher beeinflusst es direkt die internen Darstellungen, die wir von unseren Wahrnehmungen machen. Unter normalen Umständen hat Dopamin die Aufgabe, Reizen, die mit Vergnügen oder Abneigung verbunden sind, Salienz zuzuweisen. Es vermittelt die Prozesse der Zuweisung von Salienz (Bedeutung/Relevanz) zu Reizen, aber unter normalen Umständen erzeugt es keine Reize.

Mit einer Technik namens molekulare Neurobildgebung ist es möglich, diese Substanzen im Gehirn von Menschen zu untersuchen, die an Schizophrenie leiden. Studien, die mit dieser Technik durchgeführt wurden, haben konsequent gezeigt, dass Menschen mit der Krankheit eine erhöhte Dopaminsynthese und -freisetzung haben. Dies ist eine der wichtigsten und am besten nachgewiesenen Veränderungen im Gehirn bei Schizophrenie.

Die erhöhte Dopaminfunktion bei Schizophrenie verändert den natürlichen Prozess der Salienzzuweisung in einem normalen, gerichteten Kontext. Unter diesen Bedingungen gibt es eine veränderte Zuweisung von Salienz zu externen Objekten und ihren Darstellungen innerhalb der Person. Daher wird angenommen, dass aufgrund der Zunahme von Dopamin eine fehlerhafte Zuweisung von Salienz zu unwichtigen Reizen erfolgt, die für die betroffene Person sehr wichtig werden.

Bevor Schizophrenie auftritt, kann die Person Monate oder Jahre damit verbringen, saliente Erfahrungen auf eine subtil veränderte Weise zu sammeln, in einer Phase, die als „prodromale Phase" der Krankheit bezeichnet wird. Das heißt, Empfindungen und Ereignisse, die für andere alltäglich sind, werden für das Subjekt sehr wichtig. Ereignisse mit einem höheren Stresslevel, das höher liegt als das, was die Person bewältigen kann, haben als Konsequenz die Strukturierung von Wahn und Halluzinationen als Mittel, um der Erfahrung des Lebens in einem Zustand veränderter Salienz einen Sinn zu geben. Von da an beginnt die Person, „psychotische Ideen" zu haben, die als neues kognitives Schema dienen, das die meisten Gedanken und Handlungen leitet. Gabriel zum Beispiel mochte es zu schreiben, und eine der psychotischen Erfahrungen, die er zu haben begann, war zu glauben, dass berühmte Schriftsteller seine Ideen stehlen wollten, was seine allgemeine Funktion beeinträchtigte.

Es ist daher verständlich, warum es keinen Sinn hat, Personen mit sehr intensiven Wahnvorstellungen und Halluzinationen zu versichern, dass das, was sie erleben, tatsächlich nicht passiert, da ihr Gehirn verändertes Dopamin enthält und der Glaube an die Fakten total ist. Sie sind nicht in der Lage zu kritisieren, was sie fühlen, und beginnen zu funktionieren, als ob diese Erfahrungen völlig real wären. Magnetresonanzuntersuchungen zeigen, dass in dem Moment, in dem sie eine Halluzination haben, zum Beispiel eine Stimme hören, eine Aktivierung des auditorischen Kortex erfolgt, der der Bereich des Gehirns ist, der für das Hören verantwortlich ist. Daher kann das Gehirn von jemandem mit Schizophrenie nicht unterscheiden, ob diese Erfahrung „real" ist.

Obwohl Dopamin eine wichtige Rolle bei Schizophrenie spielt, ist dies nicht die einzige Veränderung. Es gibt erhebliche Hinweise auf Veränderungen in anderen Gehirn-Neurotransmissionssystemen, einschließlich der Glutamat-, Serotonin- und Acetylcholinsysteme.

Dopamin ist ein wichtiges Element in der gelebten Erfahrung von Schizophrenie, aber es muss gesagt werden, dass es nicht allein für die Krankheit verantwortlich ist. Das Verständnis der Rolle von Dopamin ermöglicht es uns jedoch, die Krankheit mit Medikamenten zu behandeln, die seine Funktion verringern.

Behandlung der Veränderung im Gehirn: Antipsychotika

Schizophrenie ist eine Krankheit, für die es eine Behandlung gibt. Ein wichtiger Teil dieser ist die Verwendung einer Klasse von Medikamenten, die als Antipsychotika bezeichnet werden. Der andere Teil besteht aus therapeutischen Ansätzen, die Ergotherapie, Psychologie, Sozialarbeit, Pflege, therapeutische Nachsorge, sozial-berufliche Teilhabe und soziales Fertigkeitstraining umfassen. Hier werden wir die Gehirnmechanismen, die an der medikamentösen Behandlung und ihren Ergebnissen beteiligt sind, ansprechen. Aus dieser Perspektive werden wir auch darauf hinweisen, warum und wann psychosoziale Behandlung wichtig ist.

Antipsychotische Medikamente haben die Funktion gemeinsam, die Dopaminaktivität zu reduzieren, indem sie ihre Rezeptoren in neuronalen Synapsen blockieren (insbesondere den D2-Dopaminrezeptor). Der korrekte Gebrauch dieser Art von Medikamenten ermöglicht die Regulierung des Überhangs, der durch Dopamin verursacht wird, und bildet eine innere Plattform, von der aus es möglich ist, die Symptome zu bewältigen. Allerdings ändern Antipsychotika den im vorherigen Punkt beschriebenen Deregulierungsprozess nicht. Daher ist, während die Person das Medikament einnimmt, die durch Dopamin hervorgerufene erhöhte Salienz kontrolliert, aber wenn das Individuum aufhört, das Medikament zu nehmen, wird es wieder relevant, und die Wahrscheinlichkeit ist hoch, einen Rückfall zu erleiden, mit der Rückkehr der Schizophrenie-Symptome.

Die Blockade der Dopaminrezeptoren erreicht in den ersten Tagen einen Gleichgewichtszustand, aber die Symptomverbesserung ist langsam und kumulativ. Wenn die Person eine akute Krise hat (akuter psychotischer Anfall), wird die Reaktion auf das Medikament in der Regel nach der ersten Woche der Behandlung deutlicher. Um zu beurteilen, ob es eine gute Reaktion gegeben hat, ist es in der Regel notwendig, mindestens 2 Wochen bis etwa 1 Monat zu warten.

Die Erfahrungen, die die Person in der Krise macht, sind wie die Spitze eines Eisbergs, der sich in der Zeit vor der Krankheit strukturiert hat, die Prodrome. Daher werden die Erfahrungen aus der Sicht der Person als völlig real verstanden. Das Medikament dämpft die Salienz, ändert aber nicht die Inhalte, die von der Person erlebt werden; so haben die Inhalte von Wahnvorstellungen und Halluzinationen nicht mehr die Bedeutung, die sie vorher hatten, und ermöglichen neue Erfahrungen ohne die veränderte Salienz.

Auch wenn die Symptome unter Kontrolle sind, sind die Erfahrungen der akuten Krise (Delirium) eine Realität für die Person. Um den wahnhaften Erfahrungen einen Sinn zu geben, ist es notwendig, sie durch einen Weg der psychologischen und kognitiven Auflösung zu verarbeiten. In diesem Sinne ist psychosoziale Behandlung unerlässlich, um der Krankheit neue Bedeutungen zu geben.

Die meisten Menschen glauben auch nach Jahren fest daran, dass das, was sie mit Schizophrenie erlebt haben, tatsächlich passiert ist. Tatsächlich sind die Erfahrungen, die durch die erhöhte Salienz hervorgerufen wurden, in der inneren Realität der Person geschehen. Daher ist es notwendig, dass die Behandlung regelmäßig aufrechterhalten wird, um eine weitere Verschlechterung der Symptome zu verhindern.

Auf diese Weise ist die Verwendung von Medikamenten zur Dämpfung des durch Dopamin verursachten Überhangs grundlegend, und dies ermöglicht es der Person, Erleichterung von den Symptomen zu verspüren, die in der Regel nicht mehr mit der vorherigen intensiven Bedeutung erlebt werden. Die Auflösung der Symptome oder das Verständnis des Einflusses der Schizophrenie auf die gemachten Erfahrungen hat viel gemeinsam mit den Mechanismen, durch die alle Menschen liebgewonnene Überzeugungen oder starke Ängste aufgeben, und kann den Prozess innerer Veränderungen der Neubedeutung und Einkapselung der Inhalte von Wahnvorstellungen und Halluzinationen beinhalten.

Antipsychotische Medikamente entfernen nicht den Kerninhalt der Symptome, sondern ermöglichen es dem Gehirn, ohne den durch die erhöhte Dopaminfunktion verursachten Prozess zu funktionieren. Daher ist die medikamentöse Behandlung grundlegend, da sie Bedingungen schafft, unter denen die Person mit Schizophrenie ihren Lebensweg neu gestalten kann, ohne Geisel der veränderten Gehirnfunktion zu sein, die die Grundlage der Schizophrenie als Krankheit ist. Dieser neu zu gestaltende Weg profitiert sehr von der psychosozialen Behandlung, fast so, als wäre sie eine der Schalen in einem Satz von geistigen Waagen, die ständig ausbalanciert werden müssen.

Neuroprogression

Unser Gehirn entwickelt sich, wie wir bereits gesagt haben, nach der Geburt weiter und seine Entwicklung ist, wie bei allen anderen Organe im Körper, individuell und mit der Einzigartigkeit der Persönlichkeit jedes Einzelnen verbunden. Studien zeigen, dass Menschen mit Schizophrenie im Allgemeinen eine differenzierte Gehirnentwicklung haben. Diese subtilen Unterschiede müssen berücksichtigt werden, um Schizophrenie als Krankheit und ihren Verlauf zu verstehen. Dieser Ansatz ermöglicht es Ihnen, Strategien zur Selbstfürsorge und zur Verbesserung Ihres Lebens zu überlegen, denn sich um sich selbst zu kümmern bedeutet auch, sich um Ihr Gehirn zu kümmern!

Mehrere Studien haben Gruppen von Menschen mit Schizophrenie mittels Kernspinresonanzbildgebung des Gehirns untersucht und sie mit Individuen ohne die Krankheit verglichen. Im Durchschnitt haben Menschen mit Schizophrenie kleinere Gehirnvolumen und Volumenreduktionen in bestimmten Regionen, wie dem präfrontalen Kortex, dem Temporalkortex, dem Hippocampus, der Amygdala und dem Thalamus. Es ist notwendig zu verstehen, dass die Unterschiede subtil sind und die Menschen nicht geistig beeinträchtigt machen, da die Auswirkungen auf die kognitiven Fähigkeiten sehr gering sind. Darüber hinaus haben diese Veränderungen wenig klinischen Nutzen, da es unmöglich ist, eine Diagnose von Schizophrenie durch irgendeine Art von Untersuchung zu stellen. Studien zeigen, dass die Reduktion der Gehirnstrukturen nicht auf den Verlust von Neuronen zurückzuführen ist, sondern auf die Abnahme der Anzahl der Verbindungen zwischen ihnen. Mit anderen Worten, was passiert, ist, dass die Verzweigung der Neuronen abnimmt und daher die Konnektivität zwischen ihnen.

Diese subtilen Gehirnveränderungen gehen in der Regel dem ersten psychotischen Anfall voraus und tendieren dazu, mit der Krankheit fortzuschreiten. Neuere Studien haben gezeigt, dass die Reduktion der Gehirnstrukturen bei Individuen, die mehr psychotische Episoden haben, größer ist.

Einige Autoren postulieren, dass das Vorhandensein von akuten psychotischen Symptomen toxisch für das Gehirn ist. Ein Überschuss an Dopamin steht in Zusammenhang mit verschiedenen Faktoren, wie erhöhter Entzündungsneigung und oxidativem Stress und einer Reduktion von neuroprotektiven Substanzen. So führt der Verlauf der Schizophrenie mit vielen Rückfallperioden (Episoden von verschlechternden Symptomen) letztlich zu einer Progression der Krankheit, die sowohl für das Gehirn als auch für das Leben und die Herausforderungen, denen die Person gegenübersteht, verschlechternd wirken kann.

Diese Erkenntnisse verstärken die Idee, dass wir alle Behandlungen versuchsweise anwenden sollten, damit die Menschen eine vollständige Remission der Symptome (zu Beginn der Krankheit) sowie deren Kontrolle (in den späteren Stadien) haben. Sie unterstreichen auch die Notwendigkeit der Rückfallprävention.

In diesem Sinne sind Medikamente grundlegend für die Gehirngesundheit der Person mit Schizophrenie, da sie die Lösung der durch die Krankheit aufgeworfenen Probleme erleichtern, die Hauptsymptome unter Kontrolle bringen und eine grundlegende Rolle bei der Verhinderung von Rückfällen spielen.

Diese Informationen sind wichtig für die Person mit Schizophrenie und ihre Familie, um zu verstehen, dass die Behandlung nicht nur zur Bewältigung unmittelbarer Probleme wichtig ist, sondern auch zur Aufrechterhaltung des Gehirnschutzes, um Rückfälle zu verhindern.

Eine realistische Hoffnung: Neuroplastizität

Schizophrenie ist eine Krankheit, die die Vorstellungen, die der betroffene Einzelne über sich selbst und seine Beziehung zu anderen Menschen und der Welt hat, verändert. Sich in sich selbst zurückziehend, haben sie große Schwierigkeiten, Vertrauensbeziehungen aufzubauen und zuzugeben, dass ihre Gewissheiten falsch sein könnten. Dies behindert das Lernen, Beziehungen, neue Erfahrungen und Erfahrungen, die zur Überwindung psychischer Schwierigkeiten führen, die für ein Leben mit neuen Bedeutungen grundlegend sind. Medikamente sind sehr hilfreich, da sie die durch Dopamin verursachte veränderte Salienz abschwächen, was dazu führt, dass die Erfahrung von Wahnvorstellungen und Halluzinationen an Bedeutung verliert, und mit neuen positiven Erfahrungen ist es möglich, die durch Wahnvorstellungen und Halluzinationen verursachten Schwierigkeiten zu überwinden.

Wenn sich der Zustand einer Person verbessert, muss sie sich bewusst sein, dass dies zum Teil auf ihre persönlichen Anstrengungen in einem Prozess der Überwindung von Schwierigkeiten und dem Aufbau eines erfüllenderen Alltags zurückzuführen ist. Ein anderer Teil ist auf die Wirkung der antipsychotischen Medikation zurückzuführen, die nicht unterbrochen werden darf, um Rückfälle zu vermeiden.

Rückfälle führen nicht nur zum Verlust der meisten erzielten Erfolge und verhindern, dass die Person ein qualitativ hochwertiges Leben führen kann, sondern verursachen auch den Verlust von Gehirngewebe. Mit jedem Rückfall hat die Person weniger Gehirnressourcen, um die durch Schizophrenie verursachten Schwierigkeiten zu überwinden. Die meisten Rückfälle treten auf, wenn die Person für eine bestimmte Zeit aufhört, Medikamente zu nehmen; die Dopaminfunktion nimmt dann zu, und die Wahnvorstellungen und Halluzinationen kehren zurück. Es ist notwendig zu verstehen, dass, obwohl Schizophrenie Verluste in der Funktionsfähigkeit einer Person verursachen kann, Erholung einen Prozess des Neugestaltens des eigenen Lebenswegs beinhaltet. Dies erfordert Ausdauer aus einer mittelfristigen Perspektive. Wenn die Person schnelle Ergebnisse von der Verwendung von Medikamenten erwartet und die Notwendigkeit eines persönlichen Engagements für tägliche Aktivitäten nicht berücksichtigt, erzeugt sie unrealistische Erwartungen und wird frustriert. Unter diesen Bedingungen wird, wenn man die Verwendung von Medikamenten einstellt, die Situation schwieriger.

Das Gehirn ist in gewisser Weise wie ein Muskel – je mehr wir es benutzen, desto mehr entwickelt es sich. Dies ist die Idee hinter dem Konzept der Neuroplastizität, die eine wichtige Perspektive in der Behandlung von Menschen mit Schizophrenie bietet. Je länger die Symptome (z. B. Wahnvorstellungen und Halluzinationen) anhalten, desto mehr gewöhnt sich das Gehirn (trainiert) daran, diese Symptome aufrechtzuerhalten, und desto schwieriger wird es, sie umzukehren. Symptome sollten mit dem Ziel der vollständigen Remission behandelt werden, da ihre Anwesenheit – auch wenn sie abgeschwächt ist – die Erholung behindert und Rückfälle begünstigt.

Durch Therapie können Einzelpersonen die Fähigkeit zur Einsicht entwickeln, das heißt, Wahnvorstellungen und Halluzinationen als Symptome und nicht als Realität verstehen. Darüber hinaus haben jüngste Studien gezeigt, dass Patienten mit Schizophrenie durch kognitives Training ihre kognitive Leistung verbessern und den Verlust von Gehirngewebe rückgängig machen können. Diese Strategien, kombiniert mit medikamentöser Behandlung, können es der Erkrankten ermöglichen, stabil zu bleiben und die Bedingungen, unter denen er lebt, zu verbessern, sei es in Beziehungen zu Menschen oder in seinem inneren Selbst. Dies ist eine ständige Suche nach Gleichgewicht, die es ermöglicht, ein qualitativ hochwertiges Leben zu führen und die Auswirkungen der Schizophrenie unter Kontrolle zu halten.

In den folgenden Kapiteln werden wir zeigen, wie familiäre und soziale Erfahrungen im Zusammenhang mit gut verwalteter Behandlung es ermöglichen, mit Schizophrenie unter Kontrolle zu leben und neue Perspektiven im Leben zu entwickeln. Es ist möglich, eine realistische Hoffnung auf Überwindung der Schizophrenie zu haben und ein erfülltes Leben wie jeder andere zu führen.

4

Behandlung

Allgemeine Aspekte

Schizophrenie ist eine Krankheit, an der mehrere biologische, psychologische und soziale Faktoren beteiligt sind; ihre Behandlung beinhaltet die Pflege durch Gesundheitsfachleute, Familienmitglieder und die Teilnahme der Person, die an der Krankheit leidet. Schizophrenie geht unweigerlich mit großem Leid einher, da sie die Beziehungen der Person zur Realität und zu anderen Menschen beeinträchtigt. Angesichts dieser Situation zielen Behandlungen darauf ab, Möglichkeiten zum Umgang mit diesen Leiden zu schaffen und den Lebensweg auf der Grundlage der eigenen Fähigkeiten der Person neu zu gestalten.

Wie in den ersten Kapiteln stellen wir hier die Hauptaspekte vor, die bei der Behandlung der Schizophrenie eine Rolle spielen. Unser Ziel ist es, einige zentrale Elemente bereitzustellen, die es ermöglichen, die Natur der Schizophrenie zu verstehen und als Instrument zur Förderung des Dialogs zwischen Patienten, ihren Familien und Gesundheitsfachleuten zu dienen, um eine bessere Behandlung für jeden Einzelnen zu erreichen.

Die Behandlung der Schizophrenie erzielt bessere Ergebnisse, wenn sie von einem multidisziplinären Team durchgeführt wird, also einem Team aus Gesundheitsfachleuten verschiedener Fachrichtungen (Psychiater, Psychologe, Ergotherapeut, Krankenschwester und Sozialarbeiter), die gemeinsam am therapeutischen Plan der erkrankten Person arbeiten. Wenn diese Team-Behandlung nicht möglich ist, ist das Verständnis zwischen den Fachleuten, die die Person behandeln, wichtig.

Wir sind uns der Schwierigkeiten bewusst, die mit der Behandlung der Schizophrenie in unserem Land verbunden sind, sei es in Bezug auf die Erfahrungen der Person und ihrer Familie oder in Bezug auf die Funktionsweise der Behandlungseinrichtungen. In diesem Sinne versuchen wir, reale Situationen darzustellen, die dazu dienen können, die tatsächlichen Probleme, mit denen jede Person konfrontiert ist, zu bewerten sowie Wege zu überlegen, um die erlebten Situationen zu überwinden.

In diesem Kapitel werden zwei weitere Charaktere und ihre Familien vorgestellt, mit dem Ziel, unsere Gespräche durch andere Entwicklungen mit Schizophrenie, die sich von der von Gabriel unterscheiden, zu erweitern. Es gibt verschiedene Ansätze und Behandlungsstrategien, da diese Krankheit unterschiedliche Verläufe haben kann. In allen Fällen zielen die Behandlungen auf Stabilisierung, Gesundheitserhaltung und eine gute Lebensqualität ab.

Unser zentraler Fokus liegt auf der Behandlung durch das Team für psychische Gesundheit. Wir verstehen, dass alle Formen der Behandlung wichtig sind; jedoch ist eine gut durchgeführte psychiatrische Behandlung durch ein Team für psychische Gesundheit eine grundlegende Voraussetzung für die Stabilisierung und Genesung der Person.

Ein anderer Weg: Die Rückkehr

Die Erfahrung, eine akute psychotische Episode von Schizophrenie zu durchleben, hinterlässt tiefe Narben bei der betroffenen Person; es erfordert viel Anstrengung, sich nach der Krisenzeit sozial wieder zu integrieren. Es gibt die Angst, nicht akzeptiert zu werden, und die Schwierigkeit, die einfachsten Dinge des Alltags zu teilen, wie zum Beispiel zu lächeln, ruhig zu sein, Dinge zu tun, die Freude bereiten, das, was man mit Freunden erlebt, zu teilen, usw. Wenn man über Genesung nachdenkt, untersucht man in der Regel die Fähigkeit, ausgefeilte Fähigkeiten wiederzuerlangen, die es einer Person ermöglichen, an der Wettbewerbswelt, in der wir leben, teilzunehmen. Dies kann passieren oder auch nicht; jedoch ist es im Hinblick auf die Lebensqualität wesentlich, sich gut zu fühlen und zu wissen, wie man das Leben mit Menschen teilt. Schauen wir uns an, wie Gabriel diesen Prozess durchlebt.

Nach einigen Monaten der Behandlung entscheidet sich Gabriel, wieder für die Universitätsaufnahmeprüfung zu lernen. Dr. Marcelo und Fatima raten ihm, sich nicht zu isolieren und einen Freundeskreis wieder aufzubauen, und so schreibt er sich in einen Vorbereitungskurs für die Universität ein. Dies ist ein großer Schritt: die Angst zu überwinden und wieder mit Menschen zusammenzukommen.

Der Vorbereitungskurs ist ein sehr belebter Ort, mit vielen Studenten in großen Kursräumen. Anfangs fühlt sich Gabriel gehemmt, hatte das Gefühl, weniger fähig zu sein als die anderen Studenten. Doch bald trifft er auf Luiz, einen aufgeschlossenen jungen Mann, der mit jedem spricht, und es kommt eine Freundschaft zustande. Zusammen mit Luiz trifft Gabriel auf mehrere andere junge Männer und Mädchen und entdeckt, dass er nicht der einzige Schüchterne im Kurs ist. Er ist glücklich mit seiner neuen Routine und wird in seinen neuen Freundeskreis aufgenommen.

Jedoch bemerkt Gabriel, als der Unterricht fortschreitet, dass er nicht mehr die gleiche Beweglichkeit des Denkens und der Erinnerung hat, die er hatte, bevor er krank wurde. Er ist immer im Zweifel nach dem Unterricht, da er den größten Teil des im Unterricht gegebenen Inhalts nicht verstehen kann. Wenn er nach Hause kommt, studiert er jeden Tag noch ein paar Stunden mehr. Der Kurs führt regelmäßig Tests durch, die die Aufnahmeprüfung simulieren, und Gabriel schafft es trotz seiner Bemühungen nicht, so gut abzuschneiden wie seine Freunde. Dies frustriert ihn, da er sich sehr auf sein Studium konzentriert hat.

In einer Konsultation mit Dr. Marcelo beklagt er sich: „Es scheint, dass ich nach der Schizophrenie dümmer geworden bin, ich versuche es, aber ich glaube, ich werde nie wieder der Alte sein." Der Arzt erkennt die Angst und Frustration des jungen Mannes und versucht, ihm in dieser Angelegenheit zu helfen: „Gabriel, du bist in einem sehr anspruchsvollen Kurs, und du vergleichst dich mit denen, die in den Tests gut abschneiden, aber du siehst nicht die große Anzahl von Menschen, die schlechter sind als du. Schizophrenie kann einige Schwierigkeiten mit dem Gedächtnis und dem Denken verursachen, insbesondere in der Zeit nach der akuten psychotischen Episode, in der die Medikamente eingestellt werden. Du brauchst ein wenig Geduld, da du wieder zu deiner üblichen Fähigkeit zurückkehren solltest. Alles im Leben wird mit harter Arbeit erreicht, und diese Genesungsphase (Rekonvaleszenz) ist nicht anders. Wisse, dass du auf dem richtigen Weg bist. Versuche nicht, dich mit deinen Freunden zu vergleichen, jeder ist anders. Das Wichtigste ist, dass du deinen Weg fortsetzt."

Das Gespräch mit Dr. Marcelo, obwohl Gabriel ihm zustimmt, beseitigt nicht vollständig die Angst des jungen Mannes. Er erlebt eine Situation, die allen Studenten gemeinsam ist, die am Ende des Jahres die Prüfung ablegen, um an der Universität aufgenommen zu werden. Was ist das für eine Situation? Es gibt wenige Plätze und große Nachfrage; folglich scheitern viele der Kandidaten. Dies erzeugt die Angst, bei den Tests, die der

Vorbereitungskurs durchführt, zu den Besten gehören zu wollen, da nur die Besten die Aufnahmeprüfung bestehen werden. Gabriel versteht das nicht.

Die soziale Realität, in der wir alle leben, ist durch Anforderungen und Wettbewerb geprägt; die heutige Welt hat diese Eigenschaften. Gabriel hat Schwierigkeiten, mit diesen Bedingungen umzugehen; er kämpft darum, diese Anforderungen zu erfüllen, und ist frustriert, dass er die Ergebnisse, die er von sich selbst verlangt, nicht erreicht. Dr. Marcelo, ein sensibler Kliniker, versteht diese Situation und versucht, Gabriel zu zeigen, dass es nicht hilfreich ist, sich mit anderen zu vergleichen, und dass die Anstrengung, die er unternimmt, im Laufe der Zeit positive Ergebnisse bringen wird. Allerdings ist es üblich, dass junge Leute hören, was der Arzt sagt, aber die Botschaft des Selbstmitgefühls, die er vermitteln möchte, nicht verstehen.

Ein sehr häufiger Fehler

Schizophrenie ist für die meisten Betroffenen eine chronische Krankheit und benötigt daher Behandlung für einen unbestimmten Zeitraum. Ein sehr häufiger Fehler, den Menschen machen, die Krankheiten mit diesen Eigenschaften haben, ist zu denken, dass sie geheilt sind, wenn die Symptome verschwinden, und infolgedessen die Behandlung zu unterbrechen, was in der Regel zum Wiederauftreten der Krankheit führt. Im Falle der Schizophrenie führt das Wiederauftreten der Symptome, auch Rückfall genannt, leider bei den meisten Menschen zu mehr Schaden für ihre Funktionsfähigkeit im Leben. Gabriel macht diesen Fehler, und es ist wichtig zu wissen, was seine Gründe sind, damit wir verstehen können, was vor sich geht und verhindern können, dass es häufiger passiert.

Gabriel hat eine gute Erholung hinter sich, aber er hat noch nicht erkannt, dass Schizophrenie, wie jede Krankheit, Einschränkungen mit sich bringt. Wir leben in einer Gesellschaft, die Wettbewerb und individuelle Aneignung wertschätzt und fördert; wie wir zuvor gezeigt haben, kann diese Haltung zu einer Falle werden und unser Leben sehr schwierig machen. Gabriel vergleicht sich ständig mit seinen Freunden und denkt, er sei geheilt; schließlich fühlt er sich nicht mehr verfolgt, hört keine Stimmen mehr und geht zurück in die Schule und hat Freunde. Er denkt, dass das, was er durchgemacht hat, eine schlechte Phase war und jetzt überwunden ist. Er verbindet seine Schwierigkeiten beim Lernen mit den Auswirkungen der Medikamente, die er einnimmt, und glaubt, dass seine Intelligenz verbessern wird, wenn er aufhört, sie zu nehmen. Daher hört er auf, die

Medikamente zu nehmen, und kehrt nicht zu den Konsultationen mit Dr. Marcelo oder den Ergotherapiesitzungen mit Fatima zurück.

Seine Eltern sind besorgt, haben aber Schwierigkeiten, ihn davon zu überzeugen, die Behandlung fortzusetzen. Gabriel argumentiert, dass es ihm gutgehe und dass die Medikamente seine Leistung beeinträchtigen. Seine Eltern verfolgen seine Bemühungen und wissen auch, dass er den Willen zum Leben wiedererlangt hat; dies macht die Situation noch komplizierter, da sie wollen, dass ihr Sohn sein Leben selbstständig fortsetzt. Sie sprechen auch mit Dr. Marcelo, der empfiehlt, dass Gabriel die Medikamente nicht absetzen sollte, da dies zu riskant ist und er einen Rückfall erleiden könnte. Die Eltern bitten Gabriel, mit dem Arzt zu sprechen, aber er lehnt ab. Er macht einen sehr häufigen Fehler in der Geschichte von Menschen, die an Schizophrenie leiden.

Zwei Monate nach dieser Entscheidung beginnt Gabriels Leben sich wieder zu verändern. Schauen wir uns an, wie das passiert: Er mochte schon immer Literatur und hatte schon seit einiger Zeit Gedichte und kurze Texte geschrieben. Schreiben ist eine Fähigkeit, die ihn sich wie seine Freunde und sogar besser als sie fühlen lässt. Mit der Zeit jedoch, ohne Behandlung, beginnt diese Aktivität seinen Geist zu beherrschen; er beginnt zu denken, dass seine Texte sehr wichtig sind und dass sie die Art und Weise, wie die neuen Generationen die Welt sehen werden, verändern können. Dies ist bereits ein Zeichen, das auf die Rückkehr von Wahnvorstellungen hinweist. Die Stimmen kommen auch zurück, und einige von ihnen sagen, dass er ein großartiger Schriftsteller ist; andere sagen, er sei gemein, weil er das, was er schreibt, nicht veröffentlicht. Von diesen Wahn- und Halluzinationserfahrungen beherrscht, zeigt Gabriel seine Schriften seinen Freunden nicht, aus Angst, dass sie in die Hände wichtiger Schriftsteller gelangen und jemand seine Ideen stehlen könnte. Er fühlt sich zunehmend in die Enge getrieben und allein.

Ein gemeinsames Merkmal der Schizophrenie ist, dass die Person nicht erkennt, wann sie in eine neue Krise eintritt. Gabriel beginnt sich sehr anders zu verhalten; Familienmitglieder bemerken die Veränderung, wissen aber nicht, was sie tun sollen. Auch seine Freunde bemerken die Veränderungen und verstehen nicht, warum er bestimmte seltsame Reaktionen zeigt. Selbst Julia, seine Schwester, die immer viel mit ihm gesprochen hat, kann sich ihm nicht nähern, und da Gabriel nicht bewusst ist, dass das, was er erlebt, eine schizophrenische Krise ist, öffnet er sich niemandem.

Seine zweite Krise ist viel schwerwiegender als die erste. Leider ist dies ein häufiges Ergebnis der Unterbrechung von Behandlungen und der Pflege, um die Krankheit unter Kontrolle zu halten.

Die Bedeutung von Medikamenten

Fernando S. Lacaz—Psychiater Eine der Hauptaufgaben der Medizin im Allgemeinen ist die Patientenadhärenz an die Behandlung als Ganzes, insbesondere bei chronischen Krankheiten, was besonders schwierig ist bei der Behandlung von Fettleibigkeit, Diabetes, Bluthochdruck und psychischen Störungen wie Schizophrenie. Es wird angenommen, dass mehr als die Hälfte der von diesen Krankheiten betroffenen Menschen die Behandlung nicht nach den Anweisungen des medizinischen Teams durchführen.

Ein konsistenter Aspekt des Wissens über Schizophrenie ist die Tatsache, dass die Anwendung von antipsychotischen Medikamenten akute Symptome wie Wahnvorstellungen, Halluzinationen, Schlaflosigkeit und Verhaltensdesorganisation verbessert. Darüber hinaus ist auch bekannt, dass die Kontinuität der Anwendung einer der Hauptfaktoren für die Verhinderung von Rückfällen ist.

Und warum ist es wichtig, Rückfälle zu verhindern?

Neben dem Leiden selbst, das Unwohlsein einer Krise erneut zu erleben, das persönliche Beziehungen, akademische und berufliche Leistung sowie Routineaktivitäten stören kann, kann die Wiederholung von Rückfällen die Entwicklung der Krankheit verschlechtern und beeinträchtigen. Je größer die Anzahl der Krisen, desto schlechter die Lebensqualität und desto größer die Beeinträchtigung der geistigen Funktionen wie Gedächtnis, Aufmerksamkeit, Organisationsfähigkeit und Bereitschaft zur Durchführung von Routineaktivitäten.

Wir wissen, dass bis zu 80 % der Patienten, die die antipsychotische Medikation abbrechen, innerhalb eines Jahres einen Rückfall erleiden können. Bei Menschen, die ihre verschriebenen Medikamente regelmäßig einnehmen, ist das Risiko eines Rückfalls deutlich geringer.

Es ist jedoch verständlich, dass der Patient in verschiedenen Stadien der Krankheit den Wunsch haben kann, die Medikation abzubrechen.

Aber was kann letztendlich zu diesem Wunsch führen?

Teilweise kann das fehlende Wissen über die Risiken des abrupten Absetzens der Medikamente zur Einstellung führen. Um dies zu verhindern, sollten Arzt und Patient offen über die Folgen des Nicht-Einnehmens der verschriebenen Medikamente sprechen. Die Risiken müssen alle geklärt werden.

Nebenwirkungen von antipsychotischen Medikamenten sind ein weiterer Grund für das Absetzen der medikamentösen Behandlung. Kein Medikament ist frei von Nebenwirkungen, vom Magenschmerz, der durch Aspirin verursacht wird, bis zur Schläfrigkeit, die durch einige antipsychotische Medikamente verursacht wird. Glücklicherweise haben wir zunehmend Zugang zu verschiedenen Medikamenten mit günstigen Nebenwirkungsprofilen. Dem Arzt zu berichten, was Sie nach der Einführung des Medikaments fühlen, einerseits sowie das direkte Befragen des Patienten durch den Fachmann über mögliche Symptome andererseits kann bei der Auswahl des am besten geeigneten Medikaments und mit dem besten Profil in Bezug auf unerwünschte Wirkungen helfen.

Einer der Gründe für den Wunsch, keine Medikamente zu verwenden, hängt häufig mit dem Gefühl zusammen, nicht krank zu sein, was in Krisenzeiten sehr häufig ist. Ein Patient sagte zu mir: „Doktor, warum bestehen Sie darauf, mich zu medikamentieren, wenn ich nicht krank bin? Ich denke, es handelt sich um Spiritismus, und dafür gibt es kein Heilmittel! Aber eines ist wahr, das letzte Mal, als ich dieses Medikament einnahm, fühlte ich mich viel besser!" Die Vorstellung von Krankheit, auch Einsicht genannt, ist ein wichtiges Ziel von Konsultationen und kann äußerst wertvoll sein in Bezug auf die Akzeptanz des Patienten für die Anwendung von Medikamenten.

Ich schlage normalerweise vor, dass Patienten offen mit ihrem Arzt über jeden Wunsch sprechen, die medikamentöse Behandlung abzubrechen, und dass beide zuerst versuchen, die Gründe, bekannt oder nicht, die mit diesem Wunsch zusammenhängen, zu verstehen, und dann die beste Strategie wählen, um mit dieser Situation umzugehen, in Erinnerung daran, dass bei chronischen Krankheiten das vorzeitige Absetzen der Behandlung häufig ist und der Hauptfaktor für eine Verschlechterung der Prognose ist.

Verhinderung von Rückfällen

Bei Schizophrenie ist die Verhinderung von Rückfällen oder Krisen eines der Hauptziele der Behandlungen. Man muss ihre Bedeutung verstehen und jede Anstrengung unternehmen, um sie zu vermeiden. Es gibt mindestens zwei Gründe dafür: Der erste ist, dass eine schizophrenische Krise zu einem Rückschritt aller Arbeit und Investitionen der Person in Behandlung, Veränderungen, Errungenschaften und Verständnisse führt; zweitens ist die Krise toxisch für das Gehirn und verursacht biologische Funktionsverluste, was zu einer zunehmend schwierigen Entwicklung für die Person mit Schizophrenie führt.

Ein Rückfall tritt auf, weil die Person aufhört, Medikamente zu nehmen und die Behandlung zu befolgen, oder aufgrund von stressigen Situationen, die nicht gelöst werden können.

In der Krise beginnt die Person aufgrund des erhöhten Dopaminspiegels, die Realität mit größerer Bedeutung wahrzunehmen und zu belegen. Wahnvorstellungen sind das Ergebnis fehlerhafter Assoziationen von Ereignissen im Alltag, die für die Person von großer Bedeutung enden, und leiten das Leben der Person, auch wenn alle sagen, dass das, an was sie glauben, nicht geschieht. Halluzinationen sind veränderte Sinneserfahrungen, die die

Person ständig stören und ihre Wahnvorstellungen bestätigen. Es handelt sich um eine Erfahrung innerer Desorganisation, die aus kognitiver Sicht sehr klar ist und die engsten und wichtigsten Aktivitäten und Beziehungen beeinträchtigt.

Die Medikation senkt die erhöhte Dopaminfunktion, dämpft die erhöhte Bedeutung, die die Person ihren Erfahrungen beimisst. Die psychologische oder innere Auflösung von Krisenerfahrungen kann jedoch lange dauern; dies hängt davon ab, dass die Person erkennt, dass Krisenerfahrungen neu überdacht werden müssen. Dies geschieht durch Einsichten, die in therapeutischen Beziehungen und in den engen Beziehungen, die die Person zu Familie und Freunden hat, aufgebaut werden.

Es ist üblich zu erwarten, dass wir uns besser fühlen und die Probleme verschwinden, wenn wir ein Medikament einnehmen. Aber bei Krankheiten, die lange andauern, und das ist der Fall bei Schizophrenie, sind die Ergebnisse nicht sofort sichtbar. Eine sehr verbreitete Denkweise ist die Leugnung der Krankheit, da die Person an die Erfahrungen glaubt, die sie macht, nicht denkt, dass sie Symptome einer Störung sind, und dann aufhört, die Medikation zu nehmen.

Dieser Prozess wird sehr schwierig, weil die Symptome mit jedem Rückfall tendenziell schlimmer werden und es für die Person schwieriger wird, die zentralen Probleme der Krankheit zu überwinden. Mit der Zeit kann dieser Prozess chronisch werden, wobei die Symptome immer schwieriger zu behandeln sind.

Die Vermeidung von Rückfällen ist wichtig, um den Verlauf der Krankheit zu ändern. Es ist wichtig zu verstehen, dass die Auflösung der Symptome stark von der persönlichen Anstrengung abhängt, ein gesundes und aktives tägliches Leben zu führen. Darüber hinaus braucht das Verständnis der psychologischen Auflösung Zeit, um Sinn zu machen, und hier sind vertrauensvolle Beziehungen der Schlüssel.

Der Prozess der Vermeidung von Rückfällen ist wichtig, damit über bedeutende stabile Perioden hinweg neue Verständnisse und gesunde Erfahrungen Einsichten ermöglichen und die Symptome verbessern. Es ist auch wesentlich für die Gesundheit des Gehirns der Person mit Schizophrenie, um einen degenerativen Prozess zu verhindern. Aus diesem Grund sind Medikamente unerlässlich und psychosoziale Behandlungen notwendig für ein gesundes tägliches Leben.

Die Veränderungen im Gehirn, die die Krankheit mit sich bringt, und die Art und Weise, wie die Person mit alltäglichen Ereignissen und Reizen umgeht, verändern die Art und Weise, wie sie sich auf die Welt bezieht, und dies muss über die Symptome hinaus verstanden werden. In einigen

Situationen verhindern Gehirnveränderungen, dass der Genesungsprozess es dem Einzelnen ermöglicht, zu dem vorherigen Zustand zurückzukehren. Dennoch ist es wichtig, dass die Person und die Familie dies verstehen, damit sie neue Möglichkeiten aus den Veränderungen, die die Krankheit gebracht hat, aufbauen können.

Eine andere Form der Pflege

Wenn Schizophrenie wieder auftritt, benötigt eine Person intensivere Pflege. Auch Familienmitglieder sind desorientiert, weil der Alltag und starke emotionale Bindungen sie dazu bringen, alle Schwierigkeiten, die sie bereits mit ihrem kranken Familienmitglied erlebt haben, erneut zu durchleben, was das Gefühl verstärkt, nicht zu wissen, wie sie sich in Bezug auf die aktuelle Situation verhalten sollen. In solchen Zeiten ist die Hilfe eines psychologischen Gesundheitsteams sehr wichtig, damit das Leiden aller Beteiligten akzeptiert werden kann und die Person in der Krise angemessen behandelt wird. Schauen wir uns an, wie dieser Prozess in Gabriels Familie abläuft.

Gabriel merkt nicht, dass er einen Rückfall erlebt. Obwohl er zuvor Schizophrenie erlebt hat, sind die aktuellen Erfahrungen für ihn zweifellos real. Die Argumente seiner Eltern und Geschwister überzeugen ihn nicht davon, dass das, was er erlebt, Symptome der Krankheit sind. Er weigert sich, zum Arzt zu gehen, und kann seiner Familie auch nicht alles erklären, was er durchmacht. Dieser Prozess erzeugt erhebliche Desorientierung für alle.

Paulo und Dona Marcia, Gabriels Eltern, kontaktieren Dr. Marcelo, um ihm zu sagen, dass sich das Verhalten ihres Sohnes sehr verändert hat, das Zusammenleben sehr schwierig geworden ist und er sich weigert, zur Behandlung zurückzukehren. Der Arzt erklärt, dass Gabriel einen Rückfall der Schizophrenie erlebt und dass so schnell wie möglich ein Eingriff erforderlich ist. Er schlägt vor, dass sie den jungen Mann noch am selben Tag in die Notaufnahme des Krankenhauses bringen und dass sie nach ihm suchen, damit er Gabriel wiedersehen kann.

Als sie nach Hause kommen, rufen Gabriels Eltern ihn zu einem Gespräch. Nachdem sie gelernt haben, dass der beste Weg, mit ihrem Sohn umzugehen, durch Dialog und nicht durch Aufzwingen ist, erzählen sie ihm, dass sie mit Dr. Marcelo über ihre Bedenken gesprochen haben und dass der Arzt ihn gebeten hat, ihm zu sagen, dass er ihn sehen möchte. Zunächst weigert sich Gabriel, da er sagt, er sei nicht krank. Seine Eltern sagen, dass, wenn er wirklich nicht krank ist, Dr. Marcelo, der ihn immer mit Rücksicht behandelt hat, ihm nur einen Rat geben wird. Gabriel zögert, akzeptiert aber schließlich, weil er tief im Inneren weiß, dass er Hilfe braucht.

Die Konsultation mit Dr. Marcelo war lang; er sprach geduldig mit Gabriel, der seine Texte mitbrachte und von den Dingen erzählte, die er erlebte. Der Arzt rief seine Eltern an und erklärte, dass er die feste Idee hatte, dass er nur für seine Schriften anerkannt werden würde, nachdem er gestorben war, und dass es ein erhebliches Selbstmordrisiko gab. Aus diesem Grund wäre die notwendige Maßnahme, um seine Krise zu bewältigen, die Krankenhauseinweisung.

Der Psychiater erklärte Gabriel, was ein Rückfall der Schizophrenie ist, warum er auftritt, wenn die Medikation abgesetzt wird, und die Wichtigkeit, sicherzustellen, dass die Krise überwunden wurde. Er erklärte, dass eine Krankenhauseinweisung notwendig sei, um eine bessere Pflege rund um die Uhr zu gewährleisten und andere Risiken zu vermeiden. Die Krankenhauseinweisung würde nur so lange dauern, wie es notwendig ist, um die Krise, die er erlebt, zu bewältigen. Gabriel ließ sich erst dazu überreden, im Krankenhaus zu bleiben, nachdem seine Mutter ihm versichert hatte, dass sie und Julia, seine Schwester, ihn oft besuchen würden.

Die Krankenhauseinweisung ist eine weitere Form der Pflege; wenn die kranke Person einen Rückfall erleidet, sollte sie dafür nicht verantwortlich gemacht werden. Trotz Gabriels Rückzug von den Behandlungen suchten seine Eltern Hilfe bei Dr. Marcelo, dank der Vertrauensbeziehung, die zwischen ihnen entstanden war. Als der Arzt die Schwere der Situation erklärte, nahmen Gabriels Eltern seine Worte sehr ernst. Sie versuchten, ihn davon zu überzeugen, zur Konsultation zu gehen, mit Argumenten, die ihn schließlich überzeugten. Und sie versicherten, dass Gabriel im Krankenhaus nicht allein sein würde, da sie ihn immer besuchen würden.

Es gibt Fälle, in denen die Situation schwieriger ist, da die kranke Person sich weigert, zum Arzt zu gehen. In diesen Fällen muss die Familie stark und vereint sein, um die betroffene Person auch gegen ihren Willen zum Arzt zu bringen.

In Kap. 5 bieten wir Vorschläge, wie man mit dieser Art von Situation umgehen kann.

Entmystifizierung der Krankenhauseinweisung

Psychiatrische Krankenhauseinweisung ist eine Möglichkeit, Menschen mit psychischen Störungen in Krisenzeiten Pflege zu bieten. Es handelt sich nicht um eine Strafe oder eine Missachtung der Rechte der Person; im Gegenteil, es soll die Person schützen und eine professionelle Behandlung und Aufmerksamkeit rund um die Uhr bieten. Die Krankenhauseinweisung ist ein schwieriger Prozess in jedem Bereich der Medizin; in der Psychiatrie geht sie einher mit dem Leiden sowohl der Person als auch der Familienmitglieder, einem Leiden, das Teil der Krise bei psychischen Störungen ist. Die Krankenhauseinweisung wird empfohlen, wenn die Krankheit Risiken für die Person mit Schizophrenie oder für andere beinhaltet oder wenn die Familie, egal wie engagiert sie sein mag, nicht in der Lage ist, die Pflege zu bieten, die die Person in der Krise zu diesem Zeitpunkt benötigt. Sie sollte nur so lange dauern, wie es notwendig ist, die intensivste Krise zu bewältigen, und sobald die Person eine gewisse Stabilität erreicht hat, sollte sie nach Hause zurückkehren, um die ambulante oder stationäre Behandlung fortzusetzen und den Arzt regelmäßig zu sehen. Lassen Sie uns lernen, wie dieser Prozess im Fall unserer Figur abläuft.

Nach der Beratung wurde Gabriel an die psychiatrische Abteilung des Krankenhauses überwiesen, die aus einem Wohnbereich mit Tischen und einem Fernseher, einer Pflegestation und Zimmern mit Platz für drei Personen bestand. Er wurde von Luiz, dem Krankenpfleger, einer freundlichen und fürsorglichen Person, empfangen, der ihn zu seinem Zimmer führte und erklärte, dass seine Familienmitglieder später am Tag seine Kleidung und persönlichen Sachen bringen würden.

Die stationäre Pflege besteht darin, eine Umgebung des Respekts und der guten Zusammenarbeit unter den stationären Patienten zu gewährleisten sowie sicherzustellen, dass die Medikamente zur richtigen Zeit eingenommen werden. Das Pflegepersonal bietet jedem Patienten durch Gespräche, die Befriedigung der Bedürfnisse jedes Patienten und die Aufrechterhaltung einer ruhigen Umgebung eine umfassende Betreuung. Einmal am Tag kommen die Ärzte, um mit ihren Patienten zu sprechen, die Medikamentenverschreibungen zu geben und mit dem Pflegepersonal zu sprechen. Zusätzlich gibt es tägliche Aktivitäten oder Gesprächsgruppen, in denen die Teilnehmer über die Probleme sprechen, mit denen sie konfrontiert sind, und Eindrücke über die Behandlung austauschen.

Zunächst dachte Gabriel, dass seine Einweisung Teil einer Verschwörung sei, um zu verhindern, dass seine Ideen und Texte veröffentlicht werden.

Doch mit den ersten Tagen, in denen er mit den anderen stationären Patienten sprach, wurde ihm bewusst, dass jeder von ihnen auf seine eigene Weise Probleme hatte; einige fühlten sich auch verfolgt, andere waren depressiver, andere wiederum aufgeregter und verwirrter.

Seine Mutter und seine Schwester besuchten ihn jeden Tag, und sein Vater und sein Bruder zwei- oder dreimal pro Woche, was dazu beitrug, dass er sich geliebt fühlte und sich mit jedem Tag besser fühlte.

Mit der Wirkung der Medikamente begannen die Symptome abzunehmen; Gabriel erkannte, dass die Dinge, an die er glaubte, vielleicht tatsächlich nicht passierten. Während des Krankenhausaufenthalts freundete er sich mit zwei anderen Menschen mit Schizophrenie, Carlos und Francisca, an, die trotz ähnlicher Symptome sehr unterschiedliche Ausprägungen der Krankheit hatten. Das Zusammenleben mit diesen beiden neuen Freunden half ihm, seine Situation, die wir im Folgenden beschreiben werden, zu verstehen.

Viele Familienmitglieder sind unsicher, ob sie die Person in einer Schizophrenie-Krise ins Krankenhaus einweisen sollen. Die Hauptfrage ist, ob die Person durch eine gegen ihren Willen erfolgte Einweisung traumatisiert wird. Wir glauben, dass die Folgen einer Nichtaufnahme der Person schlimmer sein können als eine Aufnahme. Mit der Zeit und dem Verständnis für die Krankheit selbst akzeptiert die Person mit Schizophrenie in der Regel, dass die Einweisung ein notwendiges Verfahren war, ein Verständnis, das es ihr ermöglicht, mit dieser Art von Erfahrung umzugehen.

Wir stellen nun eine Beschreibung der Eigenschaften vor, die ein Krankenhaus als Behandlungsort haben sollte; jedoch wissen wir, dass nicht alle Orte die Mindestbedingungen für einen Krankenhausaufenthalt bieten, der die Würde des Patienten wahrt. Familienmitglieder sollten immer versuchen, die beste Behandlung für die Person zu erhalten, entweder durch den Besuch des Ortes oder durch die Suche nach Pflegeeinrichtungen mit besseren Bedingungen.

Erfahrung der Krankenhauseinweisung

J.C.A. Eine Krankenhauseinweisung ist keine Strafe für schlechtes Verhalten; es handelt sich um eine Intervention mit dem Ziel, eine Betreuung zu bieten, die der Familie derzeit fehlt, sowohl in Bezug auf Ausbildung als auch auf Ressourcen. Ich habe in meiner Geschichte der Schizophrenie zwei Krankenhausaufenthalte durchgemacht, und ich werde berichten, wie ich bei einem von ihnen im Jahr 1987 betreut wurde. Ich kam mit völlig verändertem

Verhalten, mit Überzeugungen, die in der allgemeinen Realität nicht gerechtfertigt waren, sehr unterschiedlichen Wahrnehmungen, in denen alles auf meine Überzeugungen bezogen war, an den Behandlungsort.

Im Krankenhaus erhielt ich Medikamente und wurde in einem Zimmer mit vier anderen Personen untergebracht, sauber und mit Platz zwischen den Betten, neben einer 24-Stunden-Pflegestation. Das Badezimmer war sauber, ebenso der Badebereich. Jeden Morgen und Nachmittag gingen wir in den Außenbereich des Gebäudes, wo es einen Sportplatz und Bälle und eine Snackbar gab.

Die Krankenschwestern waren fürsorglich, aber auch streng und hielten eine geordnete Beziehung zwischen den Patienten aufrecht. Es gab zwei Gelegenheiten, bei denen ich in eine Zwangsjacke gelegt werden musste. Das erste Mal war nachts, ich geriet in eine Krise der Verzweiflung und Unruhe, und die Krankenschwester legte mich in die Zwangsjacke, gab mir Medikamente, legte mich ins Bett und empfahl mir, zu versuchen zu schlafen, was ich auch tat. Am nächsten Tag, früh am Morgen, wachte ich auf, und die Krankenschwester war neben meinem Bett, sprach mit mir, stellte fest, dass es mir besser ging, und nahm die Zwangsjacke ab, mit der Empfehlung, dass ich versuchen sollte, mich zu kontrollieren. Das zweite Mal war auf dem Sportplatz, ich verlor auch die Kontrolle und wurde in eine Zwangsjacke gelegt, in eine Krankenstation gebracht und medikamentös behandelt; ein paar Stunden später, als sie feststellten, dass der Kontrollverlust vorüber war, entfernten sie die Zwangsjacke.

Während dieser Krankenhauseinweisung erhielt ich 24 h am Tag Pflege, und es war eine notwendige Zeit, damit die Medikamente die erwartete Wirkung hatten und die Schizophrenie-Krise erheblich abnahm; dann wurde ich entlassen. Die Behandlung, die ich im Krankenhaus erhielt, wäre bei meiner Familie zu Hause nicht möglich gewesen. Heute bin ich sicher, dass es eine notwendige Maßnahme war, weil meine Familie nicht in der Lage gewesen wäre, die Pflege zu leisten, die ich brauchte, und Situationen zu kontrollieren, die Krankenschwestern mit Geschick und Respekt für den Patienten zu tun ausgebildet sind.

Heute danke ich meiner Familie dafür, dass sie mich in dieser schwierigen Zeit begleitet hat und mich mit Sorgfalt und Zuneigung empfangen hat, als ich nach Hause zurückkehrte.

Menschliche Pflege: Die Rolle der Pflege

Vânia Bressan—Krankenschwester Die Pflege, als Praxis der Krankenpflege, hat immer existiert. In der brasilianischen Psychiatrie begann ihre Geschichte in der Mitte des neunzehnten Jahrhunderts in einem Krankenhausumfeld, wo ihre Rolle darin bestand, die zu dieser Zeit verschriebenen psychiatrischen therapeutischen Maßnahmen anzuwenden, die auf Verbot, Beobachtung, Schreien, Beleidigen und Fesseln basierten. Dank des Fortschritts der Psychiatrie hat sich auch die Pflege verändert, wissenschaftliches Wissen produziert und menschlichere Pflege für Menschen mit psychischen Störungen angeboten.

Durch die therapeutische Bindung, das Zuhören, die Beobachtung, Kommunikationstechniken und körperliche Zurückhaltung (wenn notwendig und verschrieben), hat sie zur Behandlung von Personen mit psychischen Störungen beigetragen. Die auf Psychiatrie und psychische Gesundheit spezialisierte Krankenschwester kann therapeutische Gruppen koordinieren und individuelle Pflege für Patienten und Familien anbieten, wobei die Psychoedukation das Hauptarbeitsmittel ist, weil die Krankenschwester im Wesentlichen eine Gesundheitserzieherin ist. Die Krankenschwester unterstützt Familienmitglieder bei der Bewältigung von Schwierigkeiten mit Patienten; bietet Wissen über Psychopathologie und die verwendete Medikation; bietet Anleitung zu Hygiene, persönlichem Aussehen und allgemeiner Gesundheitspflege; fördert die Autonomie des Patienten; bietet Umschulung einiger dysfunktionaler Verhaltensweisen oder täglicher Schwierigkeiten, die von der betroffenen Person präsentiert werden, unter Verwendung von Problemlösungstechniken und kognitiv-behavioralen Methoden; und überwacht psychische Anzeichen und Symptome sowie Nebenwirkungen von Medikamenten.

Seit den 1980er-Jahren hat die Pflege in Brasilien ihr Tätigkeitsfeld in der Psychiatrie auf ambulante psychische Gesundheitskliniken und Psychosoziale Pflege Zentren (CAPS) ausgeweitet und begann, effektiver zu handeln, indem sie Teil multiprofessioneller Teams wurde, da die Pflege für Menschen mit psychischen Störungen komplex und umfassend ist und Fachleute erfordert, die in den von der Krankheit betroffenen bio-, psycho- und sozialen Bereichen geschult sind. Im multidisziplinären Team ist eine der Hauptfunktionen der Krankenschwester, das „Bindeglied" zwischen den Fachleuten zu sein, weil das Pflegeteam am längsten bei den Patienten bleibt und daher mehr über ihr Verhalten und ihre Lebensgeschichte weiß. Und es ist von großer Bedeutung, diese Daten zur Kenntnis aller Fachleute zu bringen, um bei der diagnostischen Aufklärung zu helfen und folglich bei den zu ergreifenden Maßnahmen, mit dem Ziel der psychosozialen Rehabilitation von Menschen mit psychischen Störungen.

Wenn die Person nicht denkt, dass sie krank ist

Eine der großen Schwierigkeiten für Menschen mit Schizophrenie, um eine Behandlung zu befolgen und einen Weg zur Verbesserung zu finden, besteht darin, dass sie sich nicht bewusst sind, dass ihre Erfahrungen von der Krankheit beeinflusst werden. Eine solche Schwierigkeit wird auch als Mangel an Einsicht oder Mangel an Krankheitsbewusstsein bezeichnet. Schizophrenie charakterisiert die Person nicht, weil die Person viel größer ist als die Krankheit. Solange die Krankheit jedoch nicht behandelt wird, wird das Leben des Einzelnen von den Symptomen dominiert, und andere Aspekte (sozial, beruflich, Freizeit usw.) sind erheblich betroffen. Während der Hospitalisierung traf Gabriel auf Francisca, die glaubte, nicht krank zu sein; schauen wir uns nun ihre Situation an.

Francisca wird zum vierten Mal in weniger als 2 Jahren hospitalisiert. Sie findet immer Erklärungen für die Symptome, die sie erlebt, das Delirium und die Halluzinationen. Obwohl sie eine attraktive junge Frau ist, kümmert sie sich wenig um ihr Aussehen und ihre Hygiene, lebt isoliert und hat keine Freunde und keinen Freund. Sie hat das Studium abgebrochen und hatte Schwierigkeiten, mit ihren Eltern und Geschwistern zusammen zu sein.

Nach der vorherigen Hospitalisierung nahm sie eine Zeit lang die Medikamente, weigerte sich dann aber, die Behandlung fortzusetzen. Egal wie sehr die Familie darauf bestand, sie weigerte sich, die Behandlung fortzusetzen, und dies führte zu Problemen in ihren täglichen Beziehungen. Dieser Prozess machte die Symptome immer intensiver und Franciscas Zustand verschlechterte sich mit jeder Krise.

Schizophrenie zeigt sich bei jeder Person auf einzigartige Weise. Im Falle von Personen wie Francisca scheinen die Symptome so real, dass es schwierig ist zu verstehen, dass das, was sie erlebt, mit der Krankheit verbunden ist. Sie leidet sehr, sie hat das Gefühl, dass sie verfolgt und gefilmt wird und dass die Leute sie lächerlich machen, und ihr unstrukturiertes Verhalten erschwert ihre Beziehungen, was einen Teufelskreis aus Leiden und sozialer Isolation nährt.

Wie kann die Person, die nicht akzeptiert, dass sie krank ist, behandelt werden? Gesundheitsfachleute haben versucht, Francisca zu vermitteln, dass eine Behandlung ihr ermöglichen wird, ihren Lebensweg neu zu gestalten, aber bisher waren alle Versuche erfolglos. Während dieser Hospitalisierung traf das Team die Entscheidung, Depotmedikamente zu verwenden. Was für eine Art von Medikament ist das?

Diese Art von Medikament wird als langwirkendes Antipsychotikum bezeichnet. Es wird durch intramuskuläre Injektion verabreicht und seine Wirkung hält von 1 bis 4 Wochen an. Es kann während medizinischer Termine angewendet werden und beseitigt die Notwendigkeit, die Pillen jeden Tag einzunehmen. In Fällen wie dem von Francisca hat die Hospitalisierung den Zweck, die Krise mit oralen Medikamenten, in

Tablettenform, zu kontrollieren und nach Stabilisierung des Bildes Depotmedikamente einzuführen. Diese Medikamente sind sehr nützlich, weil sie die Einhaltung der Behandlung erleichtern und Rückfälle reduzieren.

Es sollte daran erinnert werden, dass die medikamentöse Behandlung unerlässlich ist; Personen, die nicht in der Lage sind, orale Antipsychotika einzunehmen, sollten mit langwirkenden Depotmedikamenten behandelt werden. Medikamente allein können jedoch Probleme wie die von Francisca nicht lösen. Angesichts der Schwierigkeit, die Behandlung bei Schizophrenie einzuhalten, ist auch ein therapeutischer Plan, der Familienberatung, Ergotherapie und Psychotherapie umfasst, sehr wichtig. Die Ergebnisse können positiv sein, aber eine kontinuierliche Investition in das Zusammenleben und in die Behandlung ist notwendig, und die Antworten können nur mittelfristig beurteilt werden.

Wenn Medikamente nicht wirken

Es gibt mehrere Optionen in Bezug auf Medikamente für Schizophrenie. Allerdings sprechen viele Betroffene nicht gut darauf an, mit unzureichender Verbesserung. In diesen Fällen wird gesagt, dass die Person eine behandlungsresistente Schizophrenie hat. Dies ist eine Situation, die besondere Aufmerksamkeit verdient, da die verschiedenen psychiatrischen Behandlungsoptionen ausprobiert und bewertet werden müssen, bis ein Bild der behandlungsresistenten Schizophrenie konfiguriert und spezifische Interventionen definiert sind. Dies ist die Situation von Gabriels Freund Carlos, den er während seines Klinikaufenthalts kennengelernt hat.

Carlos zeigt ein stärker desorganisiertes Verhalten, spricht oft mit sich selbst, antwortet manchmal auf die Stimmen, die er hört, denkt manchmal laut. Er glaubt, dass jeder weiß, was er denkt, und das quält ihn und macht es ihm schwer, mit Menschen auszukommen. Er kleidet sich auf ungewöhnliche Weise, meist mit Schichten von ungeordneter Kleidung.

Carlos' Geschichte ist geprägt von Schwierigkeiten und Leiden. Seit dem Ausbruch der Schizophrenie hat er einen Weg der Isolation und intensiven Symptomerfahrung eingeschlagen. Trotz der Einnahme von Medikamenten in den geeigneten Dosen haben sich Carlos' Symptome nicht wesentlich verbessert. Seine Familienmitglieder, insbesondere seine Mutter, sind sehr engagiert in seiner Pflege. Trotzdem lebt er abseits der Realität um ihn herum.

Er hat Behandlungen mit verschiedenen Medikamenten und mit Dosierungsvariationen durchlaufen; jedoch war die Verbesserung seit dem

Ausbruch der Krankheit sehr begrenzt. In Fällen wie dem von Carlos, in denen die Schizophrenie resistent gegen Behandlung ist, wird die Anwendung eines Medikaments namens Clozapin empfohlen.

Warum wird Clozapin nicht von Anfang an verwendet? Erstens gibt es in den meisten Fällen eine zufriedenstellende Reaktion auf andere Medikamente. Zweitens kann Clozapin eine Bluterkrankung namens Agranulozytose verursachen. Aus diesem Grund müssen diejenigen, die dieses Medikament einnehmen, ihr Blut regelmäßig zur Kontrolle testen lassen. Es ist wichtig zu wissen, dass Clozapin bei richtiger Kontrolle ein sicheres und wirksames Medikament für die Behandlung der behandlungsresistenten Schizophrenie ist.

Carlos wird hospitalisiert, um eine Krise zu kontrollieren und den Beginn der Behandlung mit Clozapin zu überwachen. Während der Zeit, in der Gabriel mit ihm im Krankenhaus lebte, gab es bereits eine signifikante Verbesserung bei Carlos. Seine Stimmen werden weniger, er spricht selten mit sich selbst, und sein Gefühl, dass die Menschen wissen, was er denkt, tritt nur noch gelegentlich auf. Dies hat ihm ermöglicht, wieder mit Menschen in Kontakt zu treten.

Personen mit Schizophrenie, die mindestens zweimal Behandlungen mit Antipsychotika in angemessenen Dosen und über einen geeigneten Zeitraum von 4–6 Wochen ohne zufriedenstellende Reaktion hinter sich haben, gelten als behandlungsresistent und sollten mit Clozapin behandelt werden. Im Falle von behandlungsresistenter Schizophrenie ist auch eine Nachsorge mit Ergotherapie und Psychologie sowie Familienberatung wichtig. Wir sollten immer im Hinterkopf behalten, dass die Pflege und Akzeptanz der Person mit Schizophrenie zu einer qualitativ hochwertigen Lebensführung über die Zeit führen kann.

Wir werden Carlos' Geschichte in den folgenden Kapiteln verfolgen und sehen, dass das für seinen Fall am besten geeignete Medikament grundlegend sein wird, aber es allein löst nicht die Probleme, die die Schizophrenie in sein Leben gebracht hat. Nach der Reduzierung der Symptome wird Carlos jedoch in der Lage sein, die Beziehung zu Menschen Schritt für Schritt wiederherzustellen, und neue Möglichkeiten, besser zu leben, werden sich ihm bieten. Wir möchten daher daran erinnern, dass die Symptomkontrolle und die Anwendung von Medikamenten grundlegend sind, aber es ist auch wichtig, Veränderungen zu fördern, um Probleme zu überwinden und zu lösen.

Nach der akuten Krise

Die Hospitalisierung ist in vielen Fällen ein notwendiges Verfahren zur Kontrolle einer Krise; jedoch bedeutet die Kontrolle der Krise nicht, dass das Problem gelöst wurde. Nach dieser kritischeren Periode beginnt ein neuer Prozess, das Leben neu zu organisieren und mit der Präsenz der Schizophrenie umzugehen, und das bringt eigene Schwierigkeiten mit sich. Es ist ein „neuer Anfang" in einer Situation, in der die Person geschwächt ist und keine Perspektiven für die Zukunft sieht. Die Unterstützung durch die Familie ist in dieser Phase von grundlegender Bedeutung.

Wie kommt Gabriel durch diese Zeit?

Wir müssen uns daran erinnern, dass Gabriel, als er zur Schule zurückkehrte, sich gewissermaßen berufen für die Literatur fühlte, aber als er seine Medikation absetzte, wurde diese Berufung durch die Symptome der Schizophrenie reduziert. Die Hospitalisierung kontrollierte diese Symptome, brachte aber auch eine tiefe Leere und Hoffnungslosigkeit in Gabriels Leben hinsichtlich der Schizophrenie hervor. Er sah die Tatsache, diese Krankheit zu haben, als eine große Niederlage im Leben an, die ihn ohne Perspektiven zurückließ.

Solche Schwierigkeiten werden noch verschärft durch die Tatsache, dass die Dosierung der Medikation während der Hospitalisierung erhöht wurden und Gabriel langsamer im Denken wurde und seine Emotionen nicht ausdrücken konnte. Es gibt ein tiefes Leiden, das mit dem Bewusstsein verbunden ist, eine chronische Krankheit zu haben, für die er keinen Ausweg sieht. Dies ist ein heikler Moment, weil viele Menschen mit Schizophrenie extremes Leiden nicht ertragen können und einen Selbstmord versuchen.

Gabriel kehrt nach einer Woche in Begleitung seiner Mutter und Schwester zu einem Termin mit Dr. Marcelo zurück. Er spricht sehr wenig, nur wenn der Arzt ihm Fragen stellt. Seine Mutter und Schwester erzählten dem Arzt, dass er sein Zimmer nicht verlassen hat und kaum gesprochen hat.

Der Psychiater, der mit dieser Situation, die als postpsychotische Depression bezeichnet wird, sehr vertraut ist, wählt seine Worte, um mit Gabriel zu sprechen: „Ich weiß, dass das, was du durchmachst, nicht einfach ist, Gabriel, aber wir sind hier, um dir zu helfen, diese Phase zu überwinden. In den nächsten Wochen werden wir die Dosis der Medikation etwas senken, und du wirst dich besser fühlen. Lass dich nicht entmutigen, du wirst das durchstehen und gut leben. Wenn du dich in 2 Wochen nicht besser fühlst, werden wir dich auf Antidepressiva umstellen. Obwohl diese

Phase schwierig ist, wird sie bald vorübergehen. Mach dir keine Sorgen, du wirst dich erholen. Ich habe mit Fatima, deiner Ergotherapeutin, gesprochen, und sie möchte, dass du zur Behandlung zurückkehrst."

Dr. Marcelos Worte ermutigten Gabriel in diesem Moment nicht. Erst später, zu Hause, im Gespräch mit seiner Schwester, konnte er es von der Seele reden: „Gibt es irgendeine Möglichkeit, mit dieser Krankheit zu leben?" Julia, die das Leiden ihres Bruders kannte, antwortete: „Gabriel, das ist eine schwierige Phase, aber du wirst sie überwinden, wir sind bei dir."

Gabriel fühlt sich allmählich besser, als die Medikation reduziert wird, und der Arzt kommt zu dem Schluss, dass es nicht notwendig ist, die antidepressive Medikation einzuführen.

Die emotionale Unterstützung von Familienmitgliedern ist sehr wichtig für die Person mit Schizophrenie, die die Hospitalisierung verlässt, damit sie das Erlebte verarbeiten und vor allem die Behandlung fortsetzen und mit den Nebenwirkungen der Medikamente umgehen kann.

Es ist möglich, dieses Gefühl des Verlusts des Lebenssinns, das Gabriel erlebt, zu überwinden, aber diese Überwindung ist ein Prozess. Wir werden in den folgenden Kapiteln sehen, wie er im Leben unserer Figur stattfindet. Menschen sehen Leiden normalerweise als etwas Negatives an; wir verstehen, dass dieser Moment des Leidens für Gabriel die Grundlage für einen Weg zur Veränderung ist. Wenn er dieses Gefühl überwunden hat, wird diese Erfahrung ihm als Referenz dienen, um die Wichtigkeit der Pflege seiner Gesundheit zu verstehen, um nicht in eine bereits bekannte Situation zurückzukehren. Dies ist eine Möglichkeit, die immer offen ist im Leben von Menschen mit Schizophrenie, aber es erfordert die Suche nach neuen Wegen und Verständnissen und eine Allianz mit vertrauenswürdigen Personen wie Freunden, Familie und Gesundheitsfachleuten.

Die Bedeutung der Gesundheitsversorgung

Cecília Attux—Psychiaterin

Larissa C. Martini—Ergotherapeutin
Das aktuelle Konzept von Gesundheit ist viel umfassender als die bloße Abwesenheit von Krankheit, da es einen vollständigen Zustand von körperlichem, geistigem und sozialem Wohlbefinden beinhaltet. Körperliches Wohlbefinden bezieht sich auf die mit dem Körper und dem biologischen Teil verbundenen Themen, geistiges Wohlbefinden bedeutet, mit psychologischen Themen gut umzugehen, und soziales Wohlbefinden ist mit der Befriedigung von Bedürfnissen verbunden, die mit sozialen Beziehungen verknüpft sind.

Um all diese Bedürfnisse zu erfüllen, müssen wir die Versorgung im Gesundheitsbereich erweitern. Im Bereich der psychischen Gesundheit sind Diskussionen zu diesem Thema immer präsenter, hauptsächlich weil Menschen mit psychischen Erkrankungen ihre körperliche Gesundheit stärker beeinträchtigt haben als die Allgemeinbevölkerung. Studien zeigen eine hohe Inzidenz von Rauchern bei diesen Patienten, was die Chancen für Herz-Kreislauf- und Lungenkrankheiten sowie einige Arten von Neoplasmen erhöht. Darüber hinaus wissen wir, dass viermal so viele Menschen mit Schizophrenie übergewichtig sind als die Allgemeinbevölkerung, was mit Bewegungsmangel, den Symptomen der Krankheit selbst, wie Isolation, und der kontinuierlichen Medikamenteneinnahme zusammenhängen kann. Übergewicht ist mit einer Zunahme von Herz-Kreislauf-Erkrankungen und Diabetes und den daraus resultierenden Komplikationen verbunden, daher ist es bedeutsam, auch auf diese Aspekte zu achten.

Die Maßnahmen zur Prävention und Gesundheitsförderung sind für alle Menschen sehr wichtig, aber wir müssen besonders auf Menschen mit psychischen Störungen achten, aufgrund der bereits erwähnten Risiken.

Es ist wichtig, dass Menschen mit psychischen Störungen angeleitet und ermutigt werden, Änderungen im Lebensstil vorzunehmen, insbesondere in Bezug auf Essgewohnheiten und körperliche Aktivität. Aus diesem Grund hat das Pro-Gesundheitsteam PROESQ Aktivitäten entwickelt, um Fachleute, Menschen mit Schizophrenie und Familienmitglieder über die allgemeine Gesundheitsversorgung zu informieren. Wir zielen darauf ab, die Autonomie des Patienten zu fördern, ihre Familien zu leiten und multidisziplinäre Maßnahmen zu fördern. Als Ergebnis dieser Initiative haben wir festgestellt, dass Menschen sich umso mehr motiviert sind, notwendige Änderungen in ihrem Lebensstil vorzunehmen, je mehr sie sich gut betreut und orientiert fühlen. Und das ist grundlegend, um das Selbstwertgefühl und die Lebensqualität zu erhöhen.

Was die Experten sagen

Gabriel und seine Eltern wurden eingeladen, einen Vortrag von Experten in Schizophrenie zu besuchen. Dr. Marcelo erklärte, dass sie Gabriel umso mehr helfen könnten, je mehr sie die Krankheit und die Form der Behandlung verstanden. In dem Vortrag erhielten sie Informationen zur Bedeutung der medikamentösen Behandlung und was sie davon erwarten können, und das Thema Medikation wurde mit einem Fokus auf Nebenwirkungen, und wie man sie umgeht, diskutiert.

Obwohl die Sprache schwierig war, war der Vortrag wichtig für Gabriel und seine Eltern, um die Bedeutung der psychiatrischen Behandlung zu verstehen und ihre Zweifel mit Dr. Marcelo zu besprechen, insbesondere bezüglich der Wahl der Medikation, die der junge Mann einnehmen sollte, und deren Nebenwirkungen. Es gibt keine Medikation ohne Nebenwirkungen, aber diejenige, die am besten zu jeder Person passt, sollte gewählt werden, und dies kann mit dem Arzt auf der Grundlage des Berichts darüber, wie sich der Patient mit der Medikation, die er einnimmt, fühlt, verhandelt werden.

Vortrag

Rodrigo Affonseca Bressan Das Ziel der Behandlung für Schizophrenie besteht darin, die Symptome zu kontrollieren, die Person für ihr Leben zu rehabilitieren und weitere psychotische Episoden zu verhindern.

Antipsychotische Medikamente sind absolut notwendig, um den akuten psychotischen Anfall zu kontrollieren und neue Krisen zu vermeiden. Die medizinische Nachsorge sollte auf einer guten Beziehung zum Patienten und zur Familie und auf häufigen Terminen (wöchentlich bis monatlich) basieren. Obwohl Medikamente grundlegend sind, reichen sie nicht aus; Ergotherapie und individuelle, gruppen- oder familienpsychotherapeutische Ansätze sind ebenfalls notwendig, um eine bessere Rehabilitation zu erreichen.

Heutzutage ist bekannt, dass die Verzögerung für den Beginn der Behandlung und die Art und Weise, wie sie beim ersten psychotischen Anfall durchgeführt wird, die Entwicklung und Prognose der Schizophrenie beeinflussen. Frühintervention kann eine verschlechternde Entwicklung mildern und sogar neue Episoden der Krankheit verhindern; daher sind psychotische Zustände ein medizinischer Notfall und sollten so schnell wie möglich behandelt werden.

Alle zugelassenen Antipsychotika haben eine nachgewiesene Wirksamkeit, und die bisher durchgeführten Studien zeigen keine differenzierte Wirksamkeit zwischen ihnen. Antipsychotika werden in zwei Klassen unterteilt: erste Generation, auch typisch genannt (Tab. 4.1), und zweite Generation oder atypisch (Tab. 4.2). Der Hauptunterschied zwischen ihnen besteht darin, dass Medikamente der zweiten Generation weniger wahrscheinlich extrapyramidale Symptome (Symptome ähnlich der Parkinson-Krankheit) bei therapeutischen Dosen auslösen. Die Wahl des Antipsychotikums sollte aufgrund des pharmakologischen Profils der Substanzen (z. B. mehr oder weniger sedierend) und der Nebenwirkungen, die sie verursachen, getroffen werden.

Die in diesem Buch enthaltenen Informationen sollen den Dialog mit dem Arzt fördern. **Es ist unerlässlich, sich nicht selbst zu medikamentieren.** Der Arzt sollte immer die Behandlung verschreiben und überwachen.

Tab. 4.1 Erste Generation Antipsychotika

Generischer Name	Markenname	Formulierungen	Übliche Tagesdosis
Chlorpromazin	Largactil	Tabletten: 25 mg oder 100 mg Mundtropfen von 40 mg/mL Flüssige Injektion von 25 mg/mL oder 100 mg/mL	50–1200 mg
Haloperidol	Haldol	Tabletten: 1 oder 5 mg Mundtropfen von 2 mg/mL Flüssige Injektion von: 5 mg/mL	5–15 mg
Levomepromazin	Neozine	Tabletten: 25 oder 100 mg Mundtropfen von 40 mg/mL Flüssige Injektion von 5 mL/25 mg	400–1000 mg
Pericyazin	Neuleptil	Tabletten: 10 mg Mundtropfen von 10 mg/mL	15–30 mg
Sulpirid	Equilid	Tabletten: 50 oder 200 mg	400–1200 mg
Thioridazin	Melleril	Tabletten: 10, 25, 50 und 100 mg	300–1.200 mg
Trifluoperazin	Stelazine	Tabletten: 2 oder 5 mg	5–30 mg
Zuclopenthixol	Clopixol	Tabletten: 10 oder 25 mg Flüssige Injektion von (acuphase) 50 mg/mL	10–75 mg

In der akuten Phase wird eine niedrigere Dosis für eine erste psychotische Episode oder die Dosis, an die der Patient gewöhnt ist, empfohlen.

Reaktionen treten in 2 bis 4 Wochen auf, und die Bewertung der Antipsychotika-Wirksamkeit sollte erst nach diesem Zeitraum durchgeführt werden.

In der Erhaltungsphase nach dem Abklingen der akuten Symptome kann die Dosis der Antipsychotika langsam reduziert werden, um die beste Erhaltungsdosis zu ermitteln, wobei die Symptome des Patienten als Parameter verwendet werden. Viele haben Schwierigkeiten, die Behandlung einzuhalten, und es müssen notwendige Maßnahmen ergriffen werden, damit dies geschieht und der Patient sich ihrer Bedeutung bewusst wird.

Tab. 4.2 Zweite Generation Antipsychotika

Generischer Name	Markenname	Formulierungen	Übliche Tagesdosis
Amisulprid	Socian	Tabletten: 50 oder 200 mg	200–900 mg
Aripiprazol	Aristab	Tabletten: 10, 15, 20 und 30 mg	10–30 mg
Asenapin	Saphris	Tabletten: 5 oder 10 mg	10–20 mg
Clozapin	Leponex	Tabletten: 25 oder 100 mg	200–900 mg
Olanzapin	Zyprexa	Tabletten: 2,5, 5 oder 10 mg Flüssige Injektion von 10 mg	5–20 mg
Paliperidon	Invega	Tabletten: 3, 6 oder 9 mg	3–12 mg
Quetiapin	Seroquel	Tabletten: 25, 100 und 200 mg	300–800 mg
Risperidon	Risperdal	Tabletten: 1, 2 oder 3 mg Oraltropfen von 1 mg/mL	4–8 mg
Ziprasidon	Geodon	Tabletten: 40 oder 80 mg Flüssige Injektion von 20 mg/mL	80–160 mg

Die korrekte Einnahme der Medikamente ist der Schlüssel zur effektiven Symptomverbesserung. Für Patienten, die Schwierigkeiten haben, ihre Medikamente regelmäßig einzunehmen, sind Depotmedikamente (auch „Langzeitwirkung" genannt) eine sehr wichtige Alternative (Tab. 4.3). Heute haben wir zwei Antipsychotika der zweiten Generation mit Langzeitwirkung. Diese Medikamente sollten frühzeitig eingesetzt werden, insbesondere bei Patienten mit früher Krankheit, anstatt auf mehrere psychotische Episoden zu warten, damit die Patienten die Notwendigkeit einer regelmäßigen Medikation erkennen.

Alle Medikamente haben (oder verursachen) Nebenwirkungen, und das gilt auch für diejenigen für Schizophrenie. Dies sollte jedoch kein Grund zur Beunruhigung oder zum Abbruch der Behandlung sein, da Nebenwirkungen nicht bei jedem auftreten, der das Medikament einnimmt. Es ist wichtig, über sie Bescheid zu wissen, damit Sie Ihrem Arzt Bescheid geben können, wenn sie auftreten (Tab. 4.4). Wenn eine unerwünschte Wirkung auftritt, wird empfohlen, die Dosen zu reduzieren oder das Medikament gegen eines auszutauschen, das nicht so viel Unbehagen verursacht. Einige Patienten finden es schwierig, ihre Dosen regelmäßig einzunehmen, aufgrund des Einflusses der Wirkungen; daher ist das Aufbauen einer Vertrauensbeziehung zwischen

Tab. 4.3 Langwirkende Antipsychotika

Generischer Name	Markenname	Formulierungen	Übliche Tagesdosis
Fluphenazin Enanthate	Anatensol	Flüssiginjektion von 25 mg/Ampulle	12, 5–50 mg alle 14 Tage
Flupentixol	Depixol	Flüssiginjektion von 20, 100 mg/mL	200–400 mg alle 14 Tage
Haloperidol Decanoat	Haldol Decanoat	Flüssiginjektion von: 50 mg/mL	50–200 mg alle 28 Tage
Paliperidon Palmitat 1 monatlich	Invega Sustenna	Flüssiginjektion von 50, 75, 100 und 150 mg/mL	50–150 mg alle 28 Tage
Paliperidon Palmitat 3 monatlich	Invega Trinza	Flüssiginjektion von 175, 263, 350 und 525 mg	175–525 mg alle 3 Monate
Risperidon	Risperdal Consta	Flüssiginjektion von 25 oder 37, 5 mg	25–50 mg alle 14 Tage
Zuclopenthixol	Clopixol Depot	Flüssiginjektion von: 200 mg/mL	200–400 mg alle 14 oder 28 Tage

Tab. 4.4 Beschreibung der Hauptnebenwirkungen

Nebenwirkungen	Symptome
Sedierung oder Schläfrigkeit	Erhöhte Schläfrigkeit und Müdigkeit während des Tages. Kurzfristige Gewöhnung ist üblich
Extrapyramidale Symptome	
Akute Dystonie	Beunruhigende Muskelkrämpfe und abnormale Haltungen. Die am häufigsten betroffenen Muskeln sind Kopf, Hals und Rumpf
Parkinsonismus	Langsame Bewegungen, Hypokinese, Ruhetremor, Muskelsteifheit, Bradykinese und wenig oder keine Gesichtsausdrücke
Akathisie	Beunruhigende subjektive und objektive psychomotorische Unruhe
Spätdyskinesie	Möglicherweise irreversible abnormale unwillkürliche Bewegungen, die den Mund und das Gesicht betreffen, wie wiederholte Kau-Bewegungen, Lippen schmatzen, Schmollen und Öffnen und Schließen des Mundes
Gewichtszunahme	Gewichtszunahme kann das Risiko für die Entwicklung von metabolischem Syndrom, Diabetes und Herz-Kreislauf-Erkrankungen erhöhen
Erhöhte Prolaktinspiegel	Gynäkomastie, Galaktorrhoe und sexuelle Dysfunktion, bei Frauen auch Menstruationsstörungen, Unfruchtbarkeit, Akne und Hirsutismus

Ärzten und Patienten unerlässlich für die richtige Wahl des Medikaments und damit die Erhöhung der Chance auf Behandlungserfolg.

In der Vergangenheit glaubte man, dass hohe Dosen von Antipsychotika notwendig waren, um die Symptome zu bekämpfen. Derzeit ist der Einsatz hoher Dosen dieser Medikamente nicht mehr gerechtfertigt, da die Nebenwirkungen ziemlich unangenehm sind und die Einhaltung der Behandlung durch den Patienten beeinträchtigen.

Medikamente der zweiten Generation sind besser und sollten von Beginn der Behandlung an eingesetzt werden. Die Verfügbarkeit dieser Medikamente durch SUS, Sistema Único de Saúde (Brasilianisches Einheitliches Gesundheitssystem), variiert von Bundesstaat zu Bundesstaat in Brasilien. In Fällen, in denen das Medikament der ersten Generation schwierige Nebenwirkungen hat oder die Reaktion unbefriedigend ist, sind die Medikamente der zweiten Generation angezeigt.

Es ist sehr wichtig zu wissen, dass Antipsychotika der ersten Generation

- in niedrigen Dosen eingesetzt werden sollten, um extrapyramidale Symptome zu vermeiden,
- bei einer Antipsychotika-Monotherapie (ein einzelnes Medikament) in der niedrigsten notwendigen Dosis eingesetzt werden sollten.

Bei früher Krankheit sind in der Regel niedrigere Dosen ausreichend, um eine Wirksamkeit zu erzielen, mit geringerer Chance, unerwünschte Wirkungen auszulösen.

Antipsychotika

- müssen in korrekten Dosen für eine angemessene Zeit eingenommen werden, um die klinische Reaktion beurteilen zu können, die 4 bis 6 Wochen beträgt.

Für Patienten, die auf zwei herkömmliche Medikamente nicht ansprechen (refraktär), gibt es ein spezifisches Medikament namens Clozapin (Leponex), das in diesen Situationen besonders wirksam ist. Obwohl die Behandlung etwas komplizierter ist, da sie wöchentliche Bluttests erfordert, ist sie wichtig, weil sie den Verlauf der Krankheit ändern und einen enormen Einfluss auf das Leben der Person haben kann, indem sie die Symptome dramatisch verbessert. Je früher Clozapin eingeführt wird, desto besser sind die Ergebnisse; das Beispiel von Carlos zeigt dies deutlich. Die Bewertung der Wirksamkeit von Clozapin kann eine längere Zeit für die klinische Reaktion erfordern, bis zu 6 Monate.

Mehr über Medikamente zu wissen und mit dem eigenen Arzt zu sprechen kann den Erfolg der Behandlung erheblich steigern. Sowohl die Person, die mit Schizophrenie lebt, als auch die Familie sollten in diesem Prozess eine aktive Rolle übernehmen. Durch die Überwachung der Wirksamkeit der Behandlung und die Information des Psychiaters über Nebenwirkungen können sie dem Arzt helfen, diese Effekte durch Anpassung der Dosis oder Änderung der Medikamente zu umgehen. Der Patient und seine Familie leisten einen grundlegenden Beitrag zur Verbesserung der Wirkungen der Behandlung und zur Vermeidung des Abbruchs der Medikamente, ein Faktor, der ein wichtiges Rückfallrisiko darstellt.

Langzeitüberwachung

Wulf Dittmar—Psychiater Mit der Einführung von Antipsychotika in den 1950er-Jahren war es erstmals möglich, von einer wirksamen Behandlung für Schizophrenie zu sprechen. Die Wirkung dieser Medikamente besteht darin, die psychotische Symptomatik abzuschwächen und die Dauer des Ausbruchs zu verkürzen. Leider gibt es keine Heilung, aber der klinische Verlauf der Krankheit wird stabilisiert. Als unser Wissen über diese Gruppe von Medikamenten konsolidiert wurde, wurde auch ihre Wirksamkeit auf lange Sicht gezeigt, das heißt, sie verhinderten, dass der Patient Rückfälle hatte.

Es gibt viele Wege, wie Schizophrenie sich entwickelt; am häufigsten ist das Auftreten von akuten Krisen, auch Schübe genannt. Ist eine solche überwunden, folgt eine Phase der Stabilität, in der die Interaktion mit der Realität wieder möglich ist. Eines der Ziele des Therapieplans ist es, einen Rückfall zu vermeiden, da die Krise desorganisierend ist und viele der erzielten Erfolge verloren gehen können. Um dies zu verhindern, ist die kontinuierliche Einnahme von Medikamenten unerlässlich. Die Evidenz für die kontinuierliche Anwendung von Antipsychotika ist unbestreitbar: Die Rückfallrate ist viel niedriger und die Erfolge bei der Normalisierung des Lebens sind weitgehend günstig.

Die Bewältigung von Alltagsproblemen kann für Menschen mit Schizophrenie kompliziert sein. Sie sind häufig weniger flexibel in ihrem Verhalten und zeigen weniger Fähigkeit, ihre Absichten und Haltungen zu überdenken. Ihr Zusammenleben mit Familienmitgliedern und sozialen Kreisen ist eingeschränkt, weil sie sich unsicher fühlen, die Einstellungen und Absichten anderer Menschen zu erkennen. Dadurch sammelt sich Spannung an, die sowohl körperlich als auch emotional als Unbehagen wahrgenommen wird. Die Ansammlung von Spannung macht den Patienten anfällig für Rückfälle und Wiederholungen. Es wird angenommen, dass die kontinuierliche Anwendung von Antipsychotika einen Schutzfaktor gegen diesen Teufelskreis ausübt und den Verlauf der klinischen Entwicklung stabilisiert.

Wie bei allen langfristigen Behandlungen besteht jedoch die Tendenz, die Medikation abzubrechen, insbesondere wenn unangenehme Nebenwirkungen wahrgenommen werden, wie zum Beispiel in Bezug auf die motorische Funktion. Antipsychotika, insbesondere die der ersten Generation, führen bei hohen Dosen zu Gewichtzunahme und „Verlust von Helligkeit und Erleichterung" in der Wahrnehmung von Ereignissen. Dennoch ist die Bilanz für diejenigen, die das Medikament einnehmen, weitgehend günstig, da die Kosten eines Rückfalls unermesslich sind.

Für eine wirksame Behandlung ist ein Vertrauensverhältnis zwischen dem Patienten und seinem klinischen Team erforderlich. Eine sichere Basis, die die therapeutische Maßnahme unterstützt, muss etabliert werden. Dies geht natürlich über die Medikation hinaus und versucht, das Wohlbefinden zu verbessern, indem Strategien, Alternativen und Ressourcen für die Wiederherstellung eines normalisierten Lebens entwickelt werden.

Medikamente: Neue Perspektiven

Weltweit wird von staatlichen Forschungsagenturen und der Pharmaindustrie viel in die Entwicklung neuer Medikamente investiert. Bis heute wirken alle kommerziell erhältlichen Antipsychotika auf das System eines Neurotransmitters namens Dopamin (eines der Elemente der Informationsübertragung im Gehirn). Diese Medikamente wirken gut bei der Reduzierung sogenannter positiver Symptome wie Halluzinationen und Wahnvorstellungen und bei der Verhinderung weiterer akuter Episoden der Krankheit. Sie sind jedoch weniger wirksam bei sogenannten negativen Symptomen, wie Isolation und Schwierigkeiten bei der Sozialisierung. Es wird viel geforscht, um Medikamente zu entdecken, die auf andere Gehirnübertragungssysteme wie Glutamat wirken, die möglicherweise wirksamer für negative Symptome sind.

Einige Patienten zeigen kognitive Schwierigkeiten, wie Probleme beim Konzentrieren, beim Behalten von Informationen im Gedächtnis und bei der Koordination der Planung einer Aufgabe. Diese Veränderungen erschweren den Alltag, sogar die Medikation und Nachsorgetherapien. Eine Reihe von Medikamenten wird mit dem genauen Zweck entwickelt, die kognitive Leistung bei Menschen mit Schizophrenie zu verbessern.

Andere Forschungen konzentrieren sich auf die Erprobung von Medikamenten, die entwickelt wurden, um Gehirnprozesse zu verhindern, die zur Chronizität der Krankheit führen, sogenannte neuroprotektive Medikamente. Wenn diese neue Klasse von Medikamenten zu wirken beginnt, glaubt man, dass sie besonders nützlich in den frühen Stadien der Krankheit oder sogar in der Zeit vor den ersten Anzeichen, bevor alle Symptome der Krankheit sich manifestieren, sein werden.

Psychotherapie

Marlene Apolinário—Psychologin und Pädagogin Die Krankheit macht die Person anfällig gegenüber stressigen Lebenssituationen.

Was als normales Leiden erlebt würde, wird für jemanden mit Schizophrenie unerträglich. So werden die Anforderungen des Lebens—Familie, Arbeit, Schule, Freunde und man selbst—so intensiviert, dass sie die Person verwirren und desorganisieren.

Es ist daher wichtig zu bedenken, dass die Psychotherapie bei Schizophrenie darauf abzielt, die Person zu behandeln, indem sie umfassendere, kontinuierliche und intensive Unterstützung bietet. Die Person, die mit Schizophrenie lebt, muss angesichts ihres Leidens eine Vertrauens- und Unterstützungsbeziehung für ihre Symptome und Unsicherheiten aufbauen. Diese Beziehung zu erleben, in der sie verstanden werden kann und hilft, ihre Gefühle, Symptome und Empfindungen zu verstehen, wird äußerst wichtig und gibt ihnen Kraft, die Krankheit zu bekämpfen.

Psychotherapie ist eine Form der Behandlung, die durch psychologische Mittel angewendet wird, in der die notwendigen Bedingungen für das Gefühl der Einheit zwischen zwei Personen geschaffen werden. Eine einladende Umgebung und Raum für Experimente auf der Basis der Beziehung zwischen Therapeut und Patient erzeugen Veränderungen in Kognition, Gefühlen und Verhalten.

Die Möglichkeit, sich unterstützt zu fühlen, wenn man mit Symptomen konfrontiert wird, die nicht nur den Patienten, sondern auch die Familie selbst, die ebenfalls anfälliger wird, erschrecken, hilft, Erleichterung zu bringen und ein Gefühl der Sicherheit zu vermitteln. Mit diesem Gefühl ist es möglich, dass der Patient sich sensibler und verletzlicher gegenüber lebensbedrohlichen Ereignissen fühlt und Strategien entwickelt, um sich selbst zu schützen und diese Verletzlichkeit zu reduzieren.

Die Psychotherapie sollte auf die Bedürfnisse des Patienten in Bezug auf die Krankheit und die Eigenschaften seiner Persönlichkeit abgestimmt werden, um seine speziellen Bedürfnisse zu erfüllen und den Kontakt mit der Realität wiederherzustellen. In diesem Prozess wird eine neue Art des Daseins in der Welt konstruiert, die den Werten, Objekten und Zielen, die vor der Krise existierten, neue Bedeutungen verleiht, mit dem Bewusstsein, dass es möglich ist.

Die von Schizophrenie betroffene Person benötigt Hilfe, um Kritik in Bezug auf die Krankheit und die Wahrnehmung von Symptomen und, im Zusammenhang damit, wie sie mit ihnen zusammen mit ihrer Art zu sein umgehen kann, zu konstruieren. Der Therapeut hat eine wichtige Rolle, denn er entdeckt durch das aufgebaute Vertrauen das, was im Patienten am intimsten ist, und gemeinsam bauen der Patient und der Therapeut Bedeutungen auf, die der psychischen Reorganisation der Person helfen.

Rehabilitation

Rehabilitation bei Schizophrenie ist ein Prozess, der von den ersten Interventionen durch Gesundheitsfachleute durchdacht werden muss, um den Weg für die Person zu bereiten, ein Leben mit Qualität und mit der geringstmöglichen Beeinträchtigung durch ihre Symptome wieder aufzunehmen. Dies war das Verfahren, das von Anfang an bei Gabriel angewendet wurde und während der Hospitalisierung wieder aufgenommen wurde. Die Wirksamkeit der Rehabilitation hängt von mehreren Faktoren ab, einschließlich der Einhaltung der Behandlung, des Bewusstseins der Person, der Familie und des Zugangs zu gut strukturierten Behandlungen. Lassen Sie uns unten sehen, wie dieser Prozess im Leben von Gabriel stattfand.

Während der Hospitalisierung wurde eine Selbstpflegeroutine etabliert, einschließlich Medikamentenplan, Hygienegewohnheiten, Freizeit und Sozialisierung. Dies sind grundlegende Bedingungen für die Fortsetzung der Behandlung nach der Hospitalisierung.

Nach dem Verlassen des Krankenhauses durchlebte Gabriel eine Zeit großen Leidens in Verbindung mit dem Gefühl des Verlusts von Lebenssinn. Dies war ein Hindernis, das nur mit der Hilfe der Familie und der Gesundheitsfachleute überwunden werden konnte. Dies ist ein ernstes und schwieriges Problem, und es dauert lange, bis viele Menschen mit Schizophrenie lernen, damit umzugehen.

Er kehrt zur Ergotherapie zurück und beginnt eine Psychotherapie. Die Ergotherapie hilft Gabriel, wieder Projekte aufzustellen, sie durchzuführen und seine Fragen über das Leben zu erarbeiten. Die Psychotherapie ist auch ein Raum für ihn, seine Probleme angesichts der neuen Situation zu erarbeiten. Diese Formen der Behandlung unterstützen ihn dabei, im Laufe der Monate die Erhaltungsdosen der Medikation festzulegen.

In den Monaten nach der Hospitalisierung geht Gabriel, begleitet von einem Verwandten, zu einem Psychiater, zur Ergotherapie und zur Psychotherapie. Seine Familie versucht, ihn immer in tägliche und Freizeitaktivitäten einzubeziehen. In dieser Phase sind der Gang zur Behandlung, die Einnahme von Medikamenten und das Anschauen einer Seifenoper mit der Familie zum Beispiel Aktivitäten, die von Gabriel große Anstrengungen erfordern. Es ist tatsächlich ein „neuer Anfang".

Er erholt sich allmählich wieder im Laufe der Zeit. Gesundheitsfachleute und seine Familie ermutigten ihn, die Herausforderungen dieser Reise anzunehmen. Sonia, die Psychologin, weiß, dass Literatur etwas ist, das Gabriel helfen kann, die Probleme im Zusammenhang mit Schizophrenie zu überwinden, und ermutigt ihn, zuerst populärere und einfachere Bücher und dann kompliziertere zu lesen, und begleitet diesen Prozess mit der gebotenen Sorgfalt.

Nach einem Jahr ist Gabriel in der Lage, seiner Mutter bei kleinen Haushaltsarbeiten zu helfen, Mahlzeiten zu kochen und abends mit seiner Familie im Wohnzimmer fernzusehen, alleine zur Behandlung zu gehen und sich anzustrengen, um zu lesen. Diese Ergebnisse scheinen unbedeutend zu sein, aber sie sind tatsächlich sehr wichtig: Eine minimale Routine zu etablieren, eine familiäre Beziehung aufrechtzuerhalten und zur Behandlung zu gehen, sind die grundlegenden Bedingungen, die Grundlagen, auf denen Gabriel im Laufe der Zeit seinen Lebensweg neu gestalten kann.

Die Lektion, die uns die Erfahrung dieses jungen Mannes lehrt, ist, dass wir die Zeit, die für Veränderungen benötigt wird, verstehen müssen. Gabriel wird nicht für immer bei dieser Routine bleiben; er tut sein Bestes, und das wird Möglichkeiten für andere Veränderungen in seinem Leben eröffnen. Es ist üblich, dass die an Schizophrenie erkrankte Person verzweifelt ist, weil sie nicht die Ergebnisse erhält, die sie kurzfristig erwartet, und den Eindruck hat, dass sich nichts ändern wird. Der beste Kurs ist, so viel wie möglich zu tun. Dies wird von selbst den Weg zur Veränderung fördern, wie wir in Gabriels Geschichte sehen werden. Es ist auch üblich, dass die Familie sich an die Situation des Individuums mit Schizophrenie gewöhnt, da sie nicht realisiert, dass die Ergebnisse, so klein sie auch scheinen mögen, es der Person ermöglichen, ihre innere Stärke wiederzugewinnen. Zeit ist der beste Verbündete, wenn wir die Geduld haben, die der Weg der Veränderung erfordert.

Erholung

Schizophrenie ist eine Krankheit, die unterschiedliche Grade an Beeinträchtigung aufweist, und dieser Zustand variiert von Fall zu Fall. In diesem Kapitel haben wir einige Aspekte der Behandlung der Krankheit vorgestellt. Gesundheitsfachleute suchen immer danach, mit dem zu arbeiten, was für die Person möglich ist, und einen therapeutischen Plan zu erstellen, der darauf abzielt, Verluste zu verhindern und Verbesserungen im Laufe der Zeit zu fördern.

Es ist wichtig, die Hoffnung auch in den schwierigsten Momenten aufrechtzuerhalten, denn durch die kontinuierliche Anstrengung der Person und der Familie können Verbesserungen erzielt werden. Dieser Prozess findet in Aspekten des täglichen Zusammenlebens statt, wie zum Beispiel dem Versuch, Beziehungen auf der Grundlage von Respekt und Akzeptanz der Person aufrechtzuerhalten und Bedingungen zu schaffen, die ihre Verbesserung ermöglichen.

Es ist wichtig zu verstehen, dass die Person mit Schizophrenie ihre menschlichen Qualitäten behält, und es sind diese, die es ermöglichen, Beziehungen aufzubauen, durch die Wachstum möglich wird. Viele Menschen mit Schizophrenie und Familienmitglieder lassen sich von unmittelbaren Schwierigkeiten entmutigen, aber es ist wichtig zu bedenken, dass Ergebnisse im Laufe der Zeit aufgebaut werden, wie wir bereits sagten. Verbesserung ist immer möglich, unabhängig von der Anzahl der akuten Anfälle, die erlebt wurden, oder dem Grad der Beeinträchtigung, die sie verursacht haben.

Wir geben nun drei Beispiele:

- Jorge, einer der Autoren dieses Buches, verbrachte Monate nach seiner dritten Krise, die durch eine Krankenhauseinweisung kontrolliert wurde, den ganzen Tag damit, ein Buch von Machado de Assis zu lesen, und brauchte 5 Monate, um es zu beenden; heute, 7 Jahre später, hat er keine Schwierigkeiten beim Lesen.
- Eine Freundin dachte nach ihrer Krankenhauseinweisung daran, Nonne zu werden, um ihrer Familie keine Arbeit zu machen; heute, einige Jahre später, ist sie sehr kompetent in ihrer Arbeit und ist verheiratet.

Ein Freund war für etwa 2 Jahre im Krankenhaus; heute, ein Jahrzehnt später, kümmert er sich alleine um seine Behandlung und trägt mit großer Klarheit und Intelligenz zu den Aktivitäten der Brasilianischen Vereinigung der Familien, Freunde und Träger von Schizophrenie (ABRE) bei.

Diese erfolgreichen Beispiele sind das Ergebnis einer Haltung, die darauf abzielt, jeden Tag das zu verbessern, was möglich ist. Das bedeutet nicht, dass es keine Schwierigkeiten und komplizierten Situationen zu überwinden gibt; sie existieren, wie im Leben jedes Menschen.

Es gibt immer noch keine bekannte Heilung für Schizophrenie, eine als schwerwiegend eingestufte Krankheit, aber es gibt Behandlungen, die ihre Kontrolle ermöglichen. Schizophrenie ist eine chronische Krankheit und erfordert eine unbestimmte Nachsorge. In vielen Fällen, wie bei Jorge, ist eine lebenslange Nachsorge erforderlich. Dies sollte kein Grund zur Entmutigung sein, denn es ist möglich, sich zu verbessern und ein gutes Leben zu führen.

Weg zur Erholung

Zeugnis einer Mutter Seit meine Tochter klein war, stand ich ihr sehr nahe. Ich kannte all ihre Freunde, ich holte sie immer ab und brachte sie zur Schule und zu Partys. Ich wusste immer über ihr Leben, ihre Probleme und Wünsche Bescheid.

Mit den Jahren wurde sie immer distanzierter.

Als Erwachsene wurde sie meine schärfste Kritikerin. Es gab sogar Momente, in denen ihre Worte grausam waren! Sie wurde hart und gefühllos. Einige ihrer neuen Überzeugungen machten sie sehr starr. Ihre Rede wurde zusammenhanglos.

Viele Jahre vergingen, bevor wir erkannten, dass dies pathologisch war. Es dauerte lange, bis wir die Diagnose stellten.

Als wir mit der oralen Medikation begannen, war ich die Person, die für die Verabreichung der Medikamente verantwortlich war; ich konnte diese Verantwortung niemand anderem anvertrauen!

So wurde ich ihr „Henker". Wir verabreichten ihr ein Jahr lang orale Medikamente, bis wir bemerkten, dass sie sie ausspuckte. Das Medikament war flüssig, sie nahm es, zeigte mir ihre Zunge, ging ins Badezimmer und spuckte es aus, ohne dass ich es bemerkte.

Als sie von zu Hause weglief, trafen wir die harte Entscheidung, sie in eine Klinik einweisen zu lassen. Sie blieb dort eine Woche. Und so gingen wir zur intramuskulären Medikation über. Es war eine Befreiung! Meine, ihre und die der ganzen Familie. Natürlich änderte sich ihr Verhalten! Sie wurde sehr liebevoll, nach und nach verschwanden die Überzeugungen, die sie gehabt hatte. Wir versuchen, immer präsent zu sein, bei ihr zu sein, ihr unsere Liebe, Zuneigung und Unterstützung zu zeigen.

Damit, so glaube ich, war es für sie einfacher zu verstehen, dass wir nur wollen, dass es ihr gutgeht.

Ich bin fest davon überzeugt, dass mein Mann und ich all das nicht ohne die Hilfe eines Fachmanns hätten durchstehen können.

Heute ist meine Hoffnung, dass sie erkennt, dass sie die Medikamente braucht, um zu einem produktiven und glücklichen Leben zurückzukehren!

5

Stigma: Wie Menschen sich fühlen

Etiketten

Schizophrenie und die Art und Weise, wie sie sich manifestiert, sind den meisten Menschen unbekannt. Infolgedessen etikettieren sie diejenigen, die mit der Krankheit leben, aufgrund ihres unterschiedlichen Verhaltens, ohne zu erkennen, dass diese Reaktion Leiden und Isolation erzeugt. Unser Ziel bei der Behandlung von Stigma ist es, eine Reihe von wenig diskutierten Problemen vorzustellen, die von Menschen und ihren Familien erlebt werden, die mit Schizophrenie leben.

„Stigma" ist ein Wort, das eine negative Markierung auf einer Person bedeutet. Heute leben wir in einer Situation, in der Menschen mit psychischen Störungen, insbesondere Schizophrenie, sich mobilisieren, um ihre Rechte anerkannt zu bekommen. Leider ist dies eine Situation, die nicht allein mit Gesetzen gegen Diskriminierung gelöst werden kann. Es ist ein tieferes Problem, das in der Geschichte verwurzelt ist und in der Art und Weise, wie Menschen ihre Werte in der Gesellschaft lernen. Stigma in Bezug auf psychische Störungen hat einen großen Einfluss auf das Leben der Betroffenen, weshalb es weitreichend untersucht wurde und zu einem Anliegen der Gesundheitsbehörden wird.

Einerseits ist es notwendig, Fehlinformationen durch Bildungsprogramme und soziale Bewegungen zur Verteidigung der Rechte zu reduzieren; andererseits kann sich das Leben von Menschen, die von Stigma betroffen sind, verbessern, wenn sie wissen, wie sie mit den Situationen umgehen können, die es mit sich bringt.

In diesem Kapitel setzen wir die Geschichte unserer Charaktere fort: Gabriel, Carlos und Francisca, Menschen, die mit Schizophrenie leben und Lebenssituationen erleben, die veranschaulichen, wie die vielen Facetten von Stigma das Leben von Menschen mit der Krankheit und ihren Familien beeinflussen.

Unser Ansatz konzentriert sich auf Erfahrungen und wie man mit ihnen umgeht. Wir sind überzeugt, dass Veränderungen nur mit einem größeren Bewusstsein von Menschen mit psychischen Störungen und ihren Familien erreicht werden können. Eine Änderung der Einstellung der Gesellschaft wird zu einer größeren Akzeptanz von psychischen Erkrankungen führen.

Zeugnis

R.V.L. Es ist sehr traurig zu sehen, wie Menschen andere als schizophren bezeichnen; sie können großartige Menschen sein, nett, verständnisvoll und sanftmütig. Diese Art von Etikett ist ziemlich schockierend, aber die Menschen lieben es zu etikettieren. Ich habe in einem Buch gelesen, dass der Mensch als ein Universum im Miniaturformat betrachtet werden kann, also wie kann man in ein Universum kommen und dieses oder jenes etikettieren und sagen, dass andere Dinge einfach nicht zählen? Warum nicht einfach das Etikett abreißen? Es ist nicht nötig; schau einfach in die Flasche, um zu sehen, was drin ist.

Wir hoffen, dass unsere Leser mit diesem Kapitel erkennen werden, dass psychische Störungen wie Schizophrenie behandelbare Krankheiten sind und wie jede andere körperliche Krankheit behandelt werden sollten. Wir hoffen auch, nützliche Informationen beizutragen, um die Lebensqualität für Einzelpersonen und ihre Familien zu verbessern und Leiden zu reduzieren, das weitgehend vermieden werden kann.

Konzept

Miguel R. Jorge – Psychiater Das Wort „Stigma" hat einen griechischen Ursprung und bedeutet markieren, punktieren. Die Griechen markierten die Körper von Menschen, wenn sie etwas Außergewöhnliches oder Schlechtes über ihren moralischen Status hervorheben wollten, und ermöglichten so, dass sie leicht identifiziert und gemieden werden konnten. Ein Stigma ist eigentlich eine spezielle Art von Beziehung zwischen einem Attribut der Person und einem negativen Stereotyp und wird letztendlich als etwas gesehen, das die Person definiert, anstatt als ein auf sie angewendetes Etikett. Stigma steht in Zusammenhang mit unzureichendem oder unangemessenem Wissen (Stereotypen), das zu Vorurteilen (negativen Annahmen), Diskriminierung (ablehnendes Verhalten) und sozialer Distanzierung der stigmatisierten Person führt.

Studien, die seit den 1950er-Jahren durchgeführt wurden, zeigen, dass Menschen im Allgemeinen große Unkenntnis über psychische Krankheiten haben und eine negative Reaktion gegenüber psychisch Kranken zeigen, indem sie sie als „relativ gefährlich, schmutzig, unberechenbar und wertlos" betrachten. Diese Wahrnehmung führt dazu, dass Gefühle von „Angst, Misstrauen und Abneigung" gegenüber psychisch Kranken entstehen. Der Prozess der Deinstitutionalisierung von psychisch Kranken – Schließung von psychiatrischen Krankenhäusern und Eröffnung von Gemeinschaftsdiensten und therapeutischen Wohnheimen – hat leider zur Zunahme des Stigmas beigetragen, da die Menschen mehr Kontakte mit schwer psychisch Kranken haben, ohne dass die notwendige Zunahme an Informationen über ihre tatsächliche Situation erfolgt. Die Vorstellung, dass psychisch Kranke gewalttätig sind, wird oft von den Medien verbreitet und wird von der Realität nicht unterstützt, da die Patienten in den meisten Fällen eher Opfer von Gewalt sind als Täter.

So ist das Stigma, das mit psychischen Krankheiten verbunden ist, neben der stereotypen Sicht auf Unberechenbarkeit und Gewalt auch mit der Verweigerung von Menschenrechten für Menschen, die damit leben, verbunden und trägt oft zu ihrer sozialen Ausgrenzung bei und stellt sie in eine benachteiligte Position, wenn sie Arbeit, Wohnraum, Studium, Sozialversicherungsrechte und sogar Zugang zur Behandlung suchen, zusätzlich zur Erzeugung von Selbst-Stigma und geringem Selbstwertgefühl, was die Lebensqualität verschlechtert. Im Allgemeinen erstrecken sich Stigma und Diskriminierung in Bezug auf psychisch Kranke auf Familie, Freunde und sogar Fachleute und psychische Gesundheitsdienste, mit einer budgetären Diskriminierung der psychischen Gesundheit in der öffentlichen Gesundheitspolitik.

Strategien zur Veränderung stigmatisierter Einstellungen beinhalten in der Regel Bildung (Informationen über psychische Krankheiten und ihre Träger), die sich nicht als dauerhaft erweist und nicht unbedingt Einstellungen ändert, Kontakt durch direkte Interaktion mit Menschen mit psychischen Störungen und Protest, der darauf abzielt, stigmatisierte Einstellungen zu unterdrücken, insbesondere in den Medien, wobei Letzteres am wenigsten effizient ist. In jüngerer Zeit wurden Strategien befürwortet, die die Stärkung dieser Menschen fördern, um ihre effektive Beteiligung an der therapeutischen Planung und der Bewertung von psychischen Gesundheitsdiensten zu fördern.

Mangel an Bewusstsein: Wo alles beginnt

Wir lernen, wie Dinge und Menschen sind, indem wir in der Gesellschaft leben, in der Familie, in der Schule, bei der Arbeit und unter Freunden. Wir lernen Beziehungen durch Gewohnheit. Was als anders angesehen wird, liegt im Bereich des Unbekannten. So ist es mit Schizophrenie – stellen Sie sich vor, wie es wäre, zu leben, ohne dass andere Menschen eine Vorstellung davon haben, was mit Ihnen los ist! Das passiert Menschen mit dieser Krankheit.

Gabriel, 1 Jahr nach seiner zweiten akuten Schizophrenie-Krise, bemühte sich sehr, seine Gesundheit zu erhalten und neue Wege für sein Leben zu finden. Seine Verwandten verstehen jetzt, dass Schizophrenie eine Krankheit ist, die Schwierigkeiten mit sich bringt, die überwunden werden müssen, und unterstützen ihn, indem sie auch seine Art, mit alltäglichen Dingen umzugehen, akzeptieren.

Leider ist dies jedoch nicht der Fall in der Nachbarschaft, in der Gabriel lebt. Da er in die psychiatrische Abteilung eines Krankenhauses eingewiesen wurde und weiterhin eine Behandlung erhält, nicht viel ausgeht, zurückgezogener und schüchterner ist und weder arbeitet noch studiert, wird er als unfähig, als jemand, mit dem es sich nicht lohnt, in Beziehung zu treten, oder als seltsam, „weniger menschlich als die anderen Menschen", abgestempelt.

Gabriel bemerkt, wenn Menschen ihn meiden oder, schlimmer noch, wenn sie ihn so behandeln, als ob er ihr diskriminierendes Verhalten nicht bemerken oder verstehen würde. Das macht ihn traurig, und es ist, als hätte er eine „Markierung" auf seiner Stirn, die besagt, dass er anders ist als die anderen. Um sich zu verteidigen und diese peinlichen Situationen zu vermeiden, bleibt er die meiste Zeit zu Hause, um unnötiges Leiden zu reduzieren. Der einzige Ort, an dem er gut akzeptiert wird, ist der, an dem die Behandlung stattfindet, zu der er einmal pro Woche geht.

In einer Konsultation brachte er diese Enttäuschung auf seinem Gesicht zum Ausdruck, und der Arzt versuchte herauszufinden, was los war. Gabriel erzählte von Situationen, in denen die diskriminierenden Reaktionen der Menschen ihn sehr verletzten, und sagte mit Tränen in den Augen: „Mit der Krankheit zu leben und die Behandlung zu akzeptieren, das nehme ich hin, aber warum werde ich so behandelt?"

Der Arzt, sich dieser heiklen Situation bewusst, wählte die richtigen Worte, um ihm zu helfen: „Gabriel, die Menschen schauen im Allgemeinen nur auf das Äußere, sie können nicht viel über sich hinaussehen. Diese

Dinge, die du mir erzählst, haben einen technischen Namen, man nennt es Stigma. Als ich ein Kind war, war ich mollig und wurde immer von den Spielen der anderen Kinder auf der Straße, auf der ich lebte, ausgeschlossen. Ich habe keine Lösung für das Stigma, das du und ich erleben; ich versuche, gut mit mir selbst zu leben und der Ignoranz der Menschen keine Bedeutung beizumessen. Du bist ein guter Junge und hast viele Qualitäten, lass nicht zu, dass das Stigma dich das vergessen lässt."

Gabriel hörte aufmerksam zu, was Dr. Marcelo zu sagen hatte, und fragte in Bezug auf das Stigma nach. Gibt es eine Lösung? Was ist der Grund für die Diskriminierung? Kann man etwas tun, um sie zu vermeiden? Ist es möglich, damit zu leben? Werde ich eines Tages vollständig akzeptiert werden?

Wir hoffen, einige dieser im Laufe dieses Kapitels aufgeworfenen Fragen diskutieren zu können. Wir erinnern daran, dass Unwissenheit eine der Hauptursachen für soziale Ungerechtigkeiten und Ungleichheiten ist. Die meisten Menschen glauben, dass dieser Zustand die Schuld von Politikern und Herrschern ist, sind sich aber nicht bewusst, dass das Leben in der Gesellschaft in alltäglichen Beziehungen stattfindet. Informationen, die Veränderungen im Alltag fördern, eine solidarischere Koexistenz ermöglichen und den Respekt für menschliche Werte stärken, können das Leben verbessern. Bezüglich der Fragen, die Gabriel stellt, werden wir sehen, dass die Antworten, die er, Carlos und Francisca finden werden, zu einem großen Teil in ihren Händen liegen und durch Einstellungsänderungen erreicht werden.

Akzeptanz von Einschränkungen

Schizophrenie ist eine Krankheit, die in den meisten Fällen Einschränkungen verursacht, die aus dem Verlust bestimmter Fähigkeiten resultieren, wie Schwierigkeiten beim Sprechen, beim Knüpfen und Halten von Freundschaften und bei der Durchführung bestimmter alltäglicher Aufgaben. Die Wahrnehmung dieser Verluste erzeugt ein Gefühl der Unfähigkeit und Minderwertigkeit. Wir erleben viele Gefühle und Situationen; wir können nicht alles klassifizieren, aber Gefühle ständiger Minderwertigkeit und geringes Selbstwertgefühl machen unsere Einschränkungen noch größer und scheinen unüberwindbar. Wir müssen uns jedoch daran erinnern, dass alle Menschen Einschränkungen haben; dies ist eine menschliche Eigenschaft. Die große Herausforderung besteht darin zu lernen, mit den Einschränkungen umzugehen, die Teil unseres Lebens sind.

Carlos, ein Freund, den Gabriel im Krankenhaus kennengelernt hat, hat sich durch die Einnahme von Clozapin stark von seiner resistenten Schizophrenie erholt. Heute fühlt er sich nicht mehr verfolgt; er hört praktisch keine Stimmen mehr und kümmert sich besser um sich selbst. Er hat aufgehört, mit sich selbst zu sprechen, und hat seine Kleidung verbessert, obwohl sie immer noch etwas ungewöhnlich ist. Für Carlos sind jedoch alle Schwierigkeiten, die er im Alltag hat, mit der Schizophrenie verbunden, als würde sie alles erklären. Dies sind typische Reaktionen auf die eindrucksvolle Erfahrung, mit Schizophrenie zu leben. Als Erinnerung ist es immer klug, Verallgemeinerungen zu vermeiden und zu bedenken, dass jede Person einzigartig ist. So ist auch der individuelle Weg, reifere Überlegungen zu entwickeln, die helfen, die Schwierigkeiten, die eine Folge der Krankheit sind, von denen zu unterscheiden, die Teil des Lebens jedes Einzelnen sind.

Francisca, die andere Freundin, die Gabriel während seiner Hospitalisierung kennengelernt hat, zeigt ebenfalls erhebliche Verbesserungen. Ihre Wahnvorstellungen und Halluzinationen sind praktisch verschwunden; sie hat die natürliche Eitelkeit von Mädchen ihres Alters wiedererlangt und begonnen, sich um ihr Aussehen zu kümmern. Sie hat jedoch keine Kritik an der Krankheit entwickelt. Tatsächlich glaubt sie nicht, dass sie krank ist, und folgt der Behandlung aufgrund der festen Position ihrer Eltern. In vielen Situationen fühlt sich Francisca missverstanden und beklagt sich über die mangelnde Sensibilität anderer. Für viele Menschen sind die Erfahrungen mit Schizophrenie so tiefgreifend, dass sie mit ihrer Entfaltung umgehen, indem sie die Existenz der Krankheit leugnen.

Gabriel lebt ein sehr auffälliges Leben, das mit einer existenziellen Frage behaftet ist, und weiß, dass die Behandlung notwendig ist, weil er die Erfahrung gemacht hat aufzugeben und einen Rückfall hatte. Dies hat jedoch zu der Erkenntnis geführt, dass die Einschränkungen sein Leben sehr schwer machen, und die Tatsache, dass es noch keine Heilung für Schizophrenie gibt, führt ihn zu einer tiefen Desillusionierung in Bezug auf das Leben, zusätzlich zu den fehlenden Perspektiven. Denken Sie daran, dass der Grund für Gabriels Hospitalisierung die Selbstmordgefahr war. Nun, besteht bei Gabriel dieses Risiko nicht, weil er gut behandelt wird und die Unterstützung seiner Familie hat. Viele Menschen mit Schizophrenie können jedoch diese Situation der „chronischen Demoralisierung", die Gabriel erlebt, nicht ertragen und sehen den Selbstmord als einzige Alternative, um dem Leiden ein Ende zu setzen oder einem Leben ohne Projekte und Erfolge. Leider begehen einige Menschen tatsächlich Selbstmord.

Die Prävention von Selbstmord ist eine ständige Sorge in der Behandlung von Schizophrenie. Sie geschieht durch die Bereitstellung von Räumen für Aufnahme und Dialog, die der Person helfen, die tiefgreifenden existenziellen Fragen, die die Krankheit in ihr Leben bringt, zu erarbeiten und zu teilen und ihre Einschränkungen besser zu akzeptieren.

Die Akzeptanz, dass Schizophrenie eine Krankheit ist und dass eine ihrer Folgen Einschränkungen bei den täglichen Aktivitäten sind, kann ein großes Problem sein, aber sie kann auch verstanden werden und zur Suche nach einem zufriedenstellenden Lebensweg führen. Die zentrale Frage ist, wie wir unseren Platz in der Welt akzeptieren und wie wir einen Sinn für unsere Existenz finden. Dies ist nur möglich, wenn wir nach innen schauen, ohne uns mit anderen Menschen zu vergleichen, das heißt, wenn wir uns damit beschäftigen, Beziehungen und Bindungen zu Menschen aufzubauen, ohne uns von den oberflächlichen Anforderungen der Gesellschaft beeinflussen zu lassen. Auf diese Weise verbinden wir uns mit den menschlichen Qualitäten jeder Person, mit der wir leben. Individuelles Wachstum kommt nur durch das Teilen dessen, wer wir wirklich sind, mit Menschen, die uns aus dieser Perspektive akzeptieren.

Wahnsinn: Ein Wort, das verletzen kann

Über die Jahrhunderte hinweg wurden Menschen wie Gabriel, Carlos und Francisca als verrückt abgestempelt und für den Rest ihres Lebens in Anstalten eingewiesen. Glücklicherweise wurden in den letzten 50 Jahren Formen der Behandlung entwickelt, die es diesen Menschen ermöglichen, in der Gemeinschaft zu leben. Allerdings wiegt das Etikett immer noch sehr schwer in der Gesellschaft, die immer noch viel Unwissenheit und Fehlinformationen zeigt. Das Stigma ist das Ergebnis dessen, wie psychische Störungen zu ihrer Zeit betrachtet werden; heute wissen wir, dass psychische Störungen Krankheiten sind, die eine Behandlung haben, und wir müssen daran arbeiten, dass sie genauso gesehen werden wie jede andere körperliche Krankheit.

Es gibt noch viel zu tun, damit die Gesellschaft Menschen mit psychischen Störungen mit Würde behandelt, um das Bewusstsein zu schaffen, dass diese Störungen eine ebenso menschliche Bedingung sind wie viele andere, die in der heutigen Welt Aufmerksamkeit benötigen. Menschen als verrückt zu bezeichnen ist eine falsche Reaktion, weil mit dem Etikett soziale Ausgrenzung einhergeht. Es wird nicht genug Aufmerksamkeit darauf gelegt, dass psychische Störungen ein ernstes Gesundheitsproblem sind, das Investitionen benötigt, ähnlich wie andere Gesundheitsbereiche, da diese Krankheiten behandelt werden können.

Heute, während wir dieses Buch schreiben, gibt es weltweit soziale Bewegungen, die für die Rechte von Menschen mit psychischen Störungen arbeiten. An vielen Orten werden diese Menschen auch heute noch unmenschlich behandelt. Ein wichtiger Weg, der beschritten werden muss, ist der Kampf gegen das Stigma, und er beginnt damit, die Menschen in der Gesellschaft zu informieren und zu erziehen, um ihr Verhalten von Diskriminierung zu Akzeptanz und Toleranz zu ändern, denn Menschen mit psychischen Störungen verdienen die gleichen Räume wie alle Bürger. Allein diese Veränderung trägt entscheidend zur Wahrung der Rechte und zur humanisierten Behandlung bei.

Nun präsentieren wir ein Beispiel für diese humanisierten Formen der Behandlung, durch die Geschichten von Gabriel, Carlos und Francisca. Es ist unsere Absicht zu verdeutlichen, dass selbst mit der besten Behandlung und Medikamenten Schizophrenie eine Krankheit ist, die ständige Pflege, große Ausdauer und die starke Bestätigung erfordert, dass die Krankheit eine menschliche Situation ist wie so viele andere, die Menschen leben und bewältigen. Um besser mit dieser komplexen Krankheit leben und umgehen zu können, ist eine gemeinsame Anstrengung notwendig, die die Bedingungen jeder Person respektiert, von denen, die mit Schizophrenie leben, ihrer Familie und den Fachleuten im Bereich der psychischen Gesundheit.

Viele Menschen, die falsch informiert sind oder keinen Respekt vor anderen haben, können Worte sagen oder Haltungen einnehmen, die Menschen mit psychischen Störungen beleidigen und verletzen. Diejenigen, die diese Situationen erleben, können innerlich gestärkt werden, um die Beleidigungen, die von Menschen ohne Respekt vor anderen kommen, nicht in sich selbst zu akzeptieren, und um ihnen ihre Unwissenheit zu vergeben. Wir leben in einer Welt, in der jeder Mensch seine eigenen Probleme hat. Wenn wir unsere eigenen Probleme erkennen, haben wir den guten Sinn, die Probleme anderer Menschen zu respektieren. Wenn dies nicht geschieht und die Person uns als verrückt bezeichnet oder abwertende Begriffe verwendet, liegt das daran, dass sie noch nicht erkannt hat, dass das Leben nicht aus Erscheinungen besteht und unser Verständnis benötigt. Vergebung ist eine Haltung, die uns schützt und negative Gefühle nicht unser inneres Wohlbefinden beeinträchtigen lässt.

Es gibt keine fertigen Lösungen, aber wir glauben, dass sie immer auf der Grundlage des Dialogs zwischen den Beteiligten gefunden werden können. Der Dialog stärkt uns sogar, um mit dem Stigma in unserem Leben umzugehen und zu einer Gesellschaft ohne Etiketten beizutragen. Dies geschieht in dem Maße, in dem die Präsenz von Schizophrenie akzeptiert wird, ohne Scham oder sich in der Rolle eines Opfers zu befinden. Jemand hat einmal gesagt, dass es die Unterdrückten sind, die in ihren Händen die Macht haben, sowohl sich selbst als auch den Unterdrücker zu befreien. Wir sind diejenigen, die den Wind in unsere Richtung wehen lassen.

Bewusstsein ist schwierig

Es gibt einen Unterschied zwischen dem Verstehen einer bestimmten Situation und dem Wissen, wie man damit lebt. Den Weg zu kennen ist etwas anderes als ihn zu gehen. Mit Schizophrenie in der eigenen Haut zu leben stellt eine Reihe von schwierigen Situationen dar, und der Weg, mit ihnen umzugehen, ist ein ständiger Lernprozess. Schizophrenie tritt normalerweise zwischen der späten Adoleszenz und dem frühen Erwachsenenalter auf, in einer Zeit, in der die Person ihren Platz in der Welt definiert, und die Krankheit markiert einen Bruch in den Erwartungen und bringt mehrere Verluste mit sich. Es ist sehr schwierig zu unterscheiden, welche Probleme eine Folge der Krankheit sind und welche Konsequenzen der von der Person erlebten Situationen sind. Die Folgen der Krankheit erfordern eine Behandlung, bei der Medikamente grundlegend sind. Die von der Person erlebten Situationen erfordern einen Lernprozess, den sie selbst aufbauen muss. Sehen wir uns an, wie Gabriel mit Selbst-Stigmatisierung umgeht.

Erinnern wir uns ein wenig an die Geschichte unserer Figur: Als Schizophrenie in sein Leben trat, hatte er seinen ersten Job, den er verließ, um für die Universitätsprüfung zu lernen, die er nicht bestand; nach seiner Genesung besuchte er einen Vorbereitungskurs für die Universitätsprüfung, währenddessen erlitt er einen Rückfall und wurde ins Krankenhaus eingeliefert; und seit der Krankenhauseinweisung wurde sein Leben stärker durch die Krankheit eingeschränkt und er hat sich sehr bemüht, eine gesunde Routine aufrechtzuerhalten.

Wenn er auf diese Geschichte zurückblickt und sie mit den Leben seiner Brüder und ehemaligen Schulfreunde vergleicht, fühlt sich Gabriel benachteiligt. Dieses Gefühl des Versagens in Bezug auf das Leben ist etwas, das er nicht kontrollieren kann; es taucht immer in ihm auf. Gabriel würde gerne ein Leben wie alle anderen führen, aber er kann es nicht. Es gibt kein Heilmittel für dieses negative Gefühl über sich selbst. Viele Menschen mit

Schizophrenie leben ihr ganzes Leben damit, als ob jeder Tag bewölkt und grau wäre.

Gabriel spricht immer mit Sonia, der Psychologin. Sie weiß, dass es keinen Sinn hat, Interpretationen zu machen, und versucht ihm zu helfen, diese Gefühle kennenzulernen, weil sie in diesem Prozess den konkreten Weg für ihn sieht, sie zu ändern.

Julia, seine Schwester, lädt ihn oft zum Spazierengehen ein, obwohl er normalerweise ablehnt. Renato, sein Bruder, lädt ihn jeden Samstag zum Fußballspielen ein, und er lehnt auch normalerweise ab. Sein Vater hat aufgehört, Arbeit mit nach Hause zu bringen, und begann abends mit der Familie fernzusehen und an den Gesprächen teilzunehmen. Seine Mutter führt immer ein Gespräch mit ihrem Sohn im Laufe des Tages, obwohl er wenig spricht. Gabriels Verwandte haben im Laufe der Zeit gelernt, dass diese tägliche Unterstützung effektiver ist als Ratschläge zu geben oder die Person zu zwingen, das zu tun, was sie nicht tun will. Diese Umgebung ist wesentlich für die Veränderungen, die zur richtigen Zeit stattfinden sollen.

Veränderungen in unserem Leben brauchen Zeit, und die großen brauchen länger. Gabriel baut die Grundlage für sein inneres Wachstum. Wer von weitem eine Person mit Schizophrenie über ihre Probleme sprechen sieht, bemerkt normalerweise nicht, dass sie lernt und sich in ihrer eigenen Zeit verändert. Im Umgang mit Schizophrenie ist Geduld erforderlich, weil positive Veränderungen nach und nach stattfinden.

Es muss verstanden werden, dass die Person mit Schizophrenie Schwierigkeiten hat und versucht, mit ihnen umzugehen. Jede Person in der gleichen Situation würde zusammenbrechen und nicht wissen, was zu tun ist. Wenn wir eine Person mit Schizophrenie sehen, bemerken wir normalerweise die Einschränkungen oder das andere Verhalten; was wir nicht bemerken, ist die innere Stärke, die sie braucht, um stabil zu bleiben und in einer häufig feindlichen Welt zu leben. Wenn wir unsere Vorurteile und vorgefassten Erwartungen beiseite lassen und diese Menschen kennenlernen, entdecken wir, dass sie bewundernswerte menschliche Werte haben.

Diskriminierung und Verheimlichung

Es gibt verschiedene Formen der Diskriminierung gegen Menschen mit Schizophrenie aufgrund von Vorurteilen (oder früheren Urteilen), das heißt, selbst wenn die Person mit Schizophrenie keinen Anlass dazu gibt – zum Beispiel werden sie als unfähig oder unintelligent angesehen, sie werden als gefährlich oder unzuverlässig beurteilt, man denkt, dass sie es nicht merken, wenn sie manipuliert werden oder nicht merken, dass andere Menschen versuchen, ihre Handlungen zu kontrollieren, es werden unangenehme Witze über sie gemacht und ihre Worte oder Handlungen werden herabgesetzt. Ist es angesichts dieser Situationen verständlich, die Tatsache zu verbergen, dass man Schizophrenie hat? Wann sollte diese Situation offenbart und wann versteckt werden? Dies sind schwierige Fragen, da es keine richtige Antwort oder beste Verhaltensweise a priori gibt. Die beste Einstellung variiert je nach den Umständen und den Personen, mit denen man über die Krankheit spricht.

Einige Menschen, die mit Schizophrenie leben, erzählen jedem, den sie kennen, von ihrer Erkrankung, und jeder, der sie für irgendeine Aktivität oder Beziehung akzeptiert, tut dies wissentlich. Es gibt andere, die niemandem etwas sagen und behaupten, dass dies eine private Angelegenheit ist und niemand es wissen müsse. Es gibt eine Zwischenposition, das heißt, sich Menschen zu öffnen, denen man vertraut und mit denen man eine enge Beziehung hat, aber nicht anderen gegenüber, mit denen man professionellen oder oberflächlichen Kontakt hat, wie dem Manager Ihres Bankkontos, Ihrem Lehrer oder dem Pförtner des Wohngebäudes, in dem Sie leben.

Wir verstehen, dass es keine Regel oder Position gibt, die am korrektesten ist. Diskriminierende Haltungen hängen von den Menschen und den in Beziehungen etablierten Dynamiken ab, und es gibt keine Formel, um sie vorherzusagen oder sie vollständig zu vermeiden. Es ist schwierig, Etikettierungen zu reduzieren, die, wie wir gesehen haben, eine historische Konstruktion sind; es ist auch schwierig, Vorurteile zu bekämpfen, die eine emotionale Reaktion sind, die Menschen gegenüber denen mit psychischen Störungen haben. Es ist jedoch möglich, diskriminierendes Verhalten durch Information und Bildung zu reduzieren!

Die Praxis zeigt uns, dass wenn die Person mit Schizophrenie es schafft, sich nicht zu sehr von diskriminierendem Verhalten beeinflussen zu lassen, sie bereits einen großen Schritt gemacht hat. Dies ist nicht einfach, aber es ist der effektivste Weg. Durch Erfahrung lernt jede Person mit Schizophrenie in welchen Situationen und zu welchen Personen es angebracht ist zu sagen, dass sie die Krankheit hat und zu welchen nicht.

Uns nicht durch diskriminierendes Verhalten lähmen zu lassen ist nur möglich, wenn wir in uns selbst verstehen können, dass viele Menschen ignorant sind, dass ihre Reaktionen andere beleidigen und verletzen können. Zu lernen, welche Menschen uns verstehen und offen für gesunde Beziehungen sind, ermöglicht es uns, ein Netzwerk von Beziehungen aufzubauen, in dem wir uns ermächtigt fühlen und dem Stigma in unserem Leben weniger Bedeutung beimessen.

Das Bekämpfen von Stigma ist ein grundlegendes Bedürfnis für eine gerechtere Gesellschaft, damit der Raum von Menschen mit psychischen Störungen respektiert wird. Im Alltag müssen wir jedoch, um gut zu leben, nicht zulassen, dass Vorurteile und Diskriminierung uns verbittern, da dies uns daran hindern würde, erfüllende Beziehungen mit den Menschen zu genießen, die uns nicht stigmatisieren.

Schließlich charakterisiert das Haben von Schizophrenie nicht, wer man als Person ist; daher ist es nicht immer notwendig, anderen zu sagen, dass man eine Krankheit hat. Wir verstehen, dass das Sprechen über die Störung in bestimmten Situationen nützlich sein kann, wenn die andere Person uns besser verstehen oder helfen kann. Wir verstehen jedoch auch, dass ein gesunder Weg nicht der ist, sich mit der Krankheit zu identifizieren, bis man nicht mehr weiß, wie man ohne sie als Referenz in allen Situationen leben kann, das heißt, zu versuchen, das zu sein, was man ist, ohne das Bedürfnis, seine Handlungen zu rechtfertigen, was die Art und Weise ist, wie die meisten Menschen leben.

Schwierige soziale Beziehungen

Die Art und Weise, wie man mit der Diagnose lebt, und die Tatsache, anderen Menschen zu erzählen oder nicht zu erzählen, mit denen man mit Schizophrenie lebt, sind sehr wichtige Themen, da sie direkt beeinflussen, wie diese Menschen behandelt werden. Im Folgenden stellen wir einige Situationen vor, die Gabriel, Carlos und Francisca erlebt haben, um diese Punkte besser zu veranschaulichen.

Eine Gruppe von Julias Klassenkameraden traf sich zu Hause, um eine Schulaufgabe zu erledigen. Es war ein kompliziertes Thema namens Trigonometrie. Gabriel, der sah, dass sie die Fragen trotz mehrmaliger Konsultation des Buches nicht lösen konnten, fragte sie, ob sie Hilfe wollten. Da sie Gabriels Diagnose kannten, sagten sie nein, da sie dachten, es wäre zu schwierig für ihn zu verstehen. Er ärgerte sich nicht: Er nahm die Liste der Übungen, sah, dass es ein Thema war, das er gut gelernt hatte, als er den Universitätsvorbereitungskurs besuchte, und löste alle Übungen, ohne das Buch aufzunehmen. Seine Haltung, das Vorurteil der Gruppe zu ignorieren und ihnen trotzdem zu helfen, ließ ihn sich gut fühlen (verbessertes Selbstwertgefühl) und änderte die Art und Weise, wie seine Schwester und ihre Freunde ihn sahen.

Carlos kleidet sich auf eine ungewöhnliche Weise, und seine Art zu gehen und sich zu verhalten ist etwas ungewöhnlich. Einmal kehrte er vom

Krankenhaus nach Hause zurück und beschloss, zum Mittagessen anzuhalten, weil seine Mutter ihm gesagt hatte, dass sie zu Hause kein Mittagessen zubereiten konnte. Das Mädchen, das an der Tür des Restaurants die Tickets verteilte, sagte ihm, dass keine Tische verfügbar seien, obwohl Tische leer waren, wahrscheinlich wegen der Art, wie er sich präsentierte. Carlos sagte, dass er leere Tische sehen könne, und das Mädchen drehte sich um und ging, um den Manager zu rufen, der ihn bat zu gehen. Ein junger Mann, der in der Nähe saß und die Situation beobachtete, griff ein, kam zu ihm und fragte: „Was ist das Problem? Ist das Geld des jungen Mannes anders als das der anderen hier? Er wird zu Mittag essen, sonst bekommen Sie Probleme!" Carlos ging hinein, aß zu Mittag, zahlte und ging zufrieden nach Hause, im Bewusstsein, dass er sich vor Menschen nicht verbeugen musste.

Franciscas Cousine machte ihren Universitätsabschluss und lud ihre Familie ein. Ihr Onkel bat den Vater, Francisca nicht zur Abschlussfeier mitzunehmen, aus Angst, sie könnte sich unangemessen verhalten. Der Vater des Mädchens sagte, dass er auch nicht gehen würde, wenn sie nicht ginge, denn genauso wie sein Bruder seine Tochter mochte, die ihren Abschluss machte, mochte er Francisca. Der Onkel entschuldigte sich, und Francisca, die von dem Streit gar nichts mitbekommen hatte, ging zur Abschlussfeier und genoss die Party. Ihr Verhalten unterschied sich nicht von dem der anderen Mädchen dort.

Die oben beschriebenen Situationen sind kleine Beispiele für alltägliche Situationen, in denen Stigma im Leben von Menschen mit Schizophrenie und ihren Familien präsent ist. Unsere Erfahrung zeigt, dass diese Art von Ereignissen, wenn sie nicht konfrontiert und behandelt werden, wie sie geschehen, das Selbstwertgefühl der Person mit Schizophrenie und ihrer Familienmitglieder untergraben, oft zu einer Distanzierung vom Gemeinschaftsleben führen. Diese Isolation wird zur einzigen möglichen Form der Verteidigung.

Diese Situationen zeigen, dass es viele Möglichkeiten gibt, das Stigma zu bekämpfen, wenn es uns direkt betrifft. Dies ist jedoch nicht immer einfach, da man „den Kopf einziehen" und es konfrontieren muss, auch wenn es notwendig ist, Freunde und Bekannte um Hilfe zu bitten. Es ist in den alltäglichen Beziehungen in der Gemeinschaft, dass das Stigma aufgelöst werden kann, wenn die Menschen durch Ereignisse erkennen, dass Respekt und Solidarität die korrektesten Reaktionen sind. Dieses Bewusstsein wird durch Beziehungen aufgebaut, daher die Wichtigkeit, sich nicht zu isolieren und sich zu positionieren, wenn stigmatisierende Situationen auftreten.

Stigma erleben

J.A.O. Träger einer psychischen Krankheit zu sein, ist eine der schwersten Lasten, da sie neben den Symptomen und Problemen, die dieser Störung inhärent sind, auch Vorurteile, auch Stigma genannt, mit sich bringt. Schizophrenie ist in gewisser Weise eine unsichtbare Krankheit, weil sie nicht durch Untersuchungen festgestellt werden kann, und die Diagnose wird durch Symptomatik in Bezug auf kognitive Verluste und negative (Depression) und positive (Wahnvorstellungen und Halluzinationen) Symptome gestellt.

Persönlich kann ich sagen, dass ich Zeuge des Problems bin, was es bedeutet, Schizophrenie zu haben, weil ich bemerkt habe, dass sich viele Freunde von mir entfernt haben und ich in meiner Familie bemerke, fühle, dass es etwas Unaussprechliches, etwas „Verstecktes" gibt. Ich weiß, dass sie hinter meinem Rücken reden – dass dies oder jenes kommentiert wird, auch weil ich durch die Medikation 35 kg zugenommen habe – und viele fragen mich und zweifeln sogar daran, ob ich wirklich arbeite. Das Unglaublichste für mich ist die Nichtakzeptanz der Krankheit durch meine Schwester, die mir übrigens sehr geholfen hat, als ich meine beiden Ausbrüche in den USA hatte. Als ich jedoch im Januar 2000 nach Brasilien zurückkehrte, „wusch sie ihre Hände" und verließ mich buchstäblich, sodass meine Mutter meine ausschließliche Pflegeperson war.

Ich bin sehr verletzt durch die unverständliche und egoistische Haltung der Menschen, und ich weiß nicht, wie ich dieses Verhalten erklären soll, da ich mich frage, warum psychische Erkrankungen verwerflicher sind als körperliche. Im Kampf gegen das Stigma glaube ich an die Information und Bildung der Öffentlichkeit, die nach und nach das irrwitzige Universum der Krankheit verstehen kann. Filme wie *A Beautiful Mind, Estamira, Evidence* und *Spider* können auf ethische Weise die menschliche und würdevolle Seite von Menschen mit der Krankheit zeigen.

In meinen Gedanken über das Stigma bin ich optimistisch, dass in der Zukunft psychische Störungen besser verstanden und natürlicher genommen werden. In diesem Sinne trage ich die Flagge offen, verberge nie vor den Menschen, die ich kenne, dass ich Schizophrenie habe. Es mag nicht die beste Reaktion sein und viele Leidensgenossen tun das nicht, bleiben „anonym", aber es ist für mich der beste Weg, das Stigma der Schizophrenie zu bekämpfen.

Isolation

Menschen mit Schizophrenie sind oft stärker isoliert, teilweise aufgrund der Krankheit selbst, aber auch wegen der Schwierigkeiten, die die Störung im täglichen Leben mit sich bringt. Es ist schwierig, diese beiden Dinge zu trennen; jedoch ist es möglich zu beurteilen, wie es zu ihnen kommt und somit die Situation vieler Menschen mit Schizophrenie besser zu verstehen. Lassen Sie uns sehen, wie die Isolation in Carlos' Leben stattfindet.

Erinnern wir uns an seine Geschichte. Seit dem Auftreten der Schizophrenie wurden mehrere Versuche zur Behandlung mit verschiedenen Medikamenten und Dosierungen durchgeführt, ohne zufriedenstellende Ergebnisse. Carlos hat das, was Ärzte als behandlungsresistente Schizophrenie bezeichnen, und seine Symptome verbesserten sich nur mit der Verwendung eines spezifischen Medikaments für diese Fälle, genannt Clozapin.

Carlos hat eine Art zu sein und sich zu verhalten, die etwas anders ist als bei den meisten Menschen. Und die Schwierigkeiten mit der behandlungsresistenten Schizophrenie sowie seine Ideen und Überzeugungen führten dazu, dass die Menschen ihn in der Nachbarschaft, in der er lebt, meiden. Er durchlebte Momente und Situationen mit der Krankheit, die nur durch das Vertrauen auf die Unterstützung seiner Familie erträglich waren. Derzeit findet Carlos es, obwohl er sich verbessert hat und seine Schizophrenie unter Kontrolle ist, schwierig, Freunde zu finden und an Aktivitäten außerhalb des Hauses teilzunehmen. Er geht nur aus, um mit seiner Mutter zum Markt und zur Behandlung zu gehen. Die einzige Person, mit der er spricht, ist Herr Fabio, der Zeitungsmann, der ihm erlaubt, die Zeitschriften von seinem Kiosk zu lesen.

Viele Menschen mit Schizophrenie, wie Carlos, leben in Isolation, meist in ihrem eigenen Zimmer. Wir kennen mehrere Personen mit diesem Profil. Es ist wichtig zu sagen, dass sie sensible Menschen und gute Freunde sind, aber leider sind sie sehr einsam.

Menschen schenken denen, die keine gemeinsamen Interessen mit ihnen haben, nicht viel Aufmerksamkeit, und das gilt für alle, so sehr, dass es viele Menschen gibt, die sich einsam fühlen. Das Stigma trägt stark dazu bei, dass Menschen mit Schizophrenie in Isolation leben, mit wenigen Freunden, weil andere die menschlichen Qualitäten dieser Menschen nicht erkennen, und dass sie gute Freunde und gute Gesellschaft sein können, solange die Art und Weise jedes Einzelnen respektiert wird.

Die Familie kann dazu beitragen, die Isolation der Person mit Schizophrenie zu verringern, ebenso wie einige Formen der Behandlung, im Sinne der Anregung, an Aktivitäten teilzunehmen, die sozialen Kontakt in Orten bieten, an denen sie akzeptiert und mit dem Respekt behandelt werden, den jeder verdient.

Carlos' Mutter erzählte der Direktorin der Kinderschule in der Nachbarschaft, dass der junge Mann sehr gut mit seinen jungen Neffen und Nichten auskommt, die ihn sehr mögen, und die Direktorin lud ihn ein, am Wochenende Aktivitäten in der Schule zu überwachen. Er nahm die Einladung an und versteht sich sehr gut mit den Kindern, die ihn als einen freundlichen und verständnisvollen Erwachsenen wahrnehmen.

Soziale Isolation ist bei der Behandlung einer der schwierigsten Aspekte der Schizophrenie. Unsere Erfahrung zeigt jedoch, dass, wenn Menschen mit der Krankheit sich akzeptiert und willkommen fühlen, ihre Isolation abnimmt und sich ihre Lebensqualität verbessert. Gesundheitsfachleute versuchen, Menschen mit Schizophrenie zu ermutigen, sich nicht zu isolieren; jedoch erfordert es viel Anstrengung ihrerseits, eine Lebenssituation zu ändern, in der die Krankheit ein großes Gewicht hat. Wir haben beobachtet, dass Menschen, die diesen Weg gehen, um aus der Isolation herauszukommen, dies nur Schritt für Schritt tun können, da sie sich dann sicherer fühlen, den nächsten Schritt zu gehen. Unterstützung zur Verbesserung des Selbstwertgefühls hilft, die Isolation zu verringern und Beziehungen zu Menschen zu festigen, mit denen auf eine lohnende Weise Affinitäten geschaffen werden. Dies sind wichtige Reaktionen, damit die Person mit Schizophrenie ein qualitativ hochwertiges Leben führen kann.

Verpasste Chancen

Die Akzeptanz der eigenen Schizophrenie ist ein schwieriger Prozess, geprägt von Verlust und Desillusionierung. Viele Menschen akzeptieren nicht und folgen nicht der Behandlung. Dieser Prozess ist geprägt von Situationen und Erfahrungen, die letztendlich das Selbst-Stigma ausmachen, und die Person verpasst oft gute Gelegenheiten im Leben aus Angst oder aus Furcht, dass schlechte Erfahrungen aus der Vergangenheit wiederholt werden. Lassen Sie uns sehen, wie dies bei Gabriel passiert.

Paulo, Gabriels Vater, arbeitet in der Buchhaltung und hat viele Unternehmen als Kunden. In einem Gespräch mit einem alten Kunden erzählte er ihm sowohl von den Schwierigkeiten als auch von den Qualitäten seines Sohnes, einschließlich der Tatsache, dass er viel liest und sehr gut schreibt. Aus Rücksicht auf Paulo bot der Kunde eine Praktikumsstelle für den jungen Mann in seinem Unternehmen an, mit der Möglichkeit einer zukünftigen Anstellung.

Gabriels Vater kam nach Hause, um seinem Sohn die Neuigkeiten zu erzählen. Er sagte: „Elísio, ein alter Kunde von uns, hat eine Praktikumsstelle für dich. Gabriel, du wirst in der Lage sein, ein Gehalt zu verdienen, während du einen Beruf erlernst. Dies ist eine Gelegenheit, einen neuen Schritt in deinem Leben zu machen!"

Gabriel fühlte sich tatsächlich traurig. Er erklärte seinem Vater, was er dachte: „Vater, ich bin nicht mehr der, der ich vor Jahren war, mein Denken ist langsam, ich schäme mich, den Leuten von meinem Leben zu erzählen. Du hast schon bemerkt, dass ich keine Freunde habe, ich kann keine Freunde finden. Wie soll ich so, wie ich bin, in einer großen Firma arbeiten?"

Sein Vater bat Gabriel, darüber nachzudenken, aber er ging sehr betrübt in sein Zimmer, nachdem er das von seinem Sohn gehört hatte. Marcia, Gabriels Mutter, ging zu ihm, um mit ihm zu sprechen. Paulo sagte, er wisse nicht, was er sonst noch tun könne, um seinem Sohn zu helfen. Sie, die die Enttäuschung ihres Mannes bemerkte, sagte: „Lassen Sie uns den Glauben haben, unser Sohn wird seinen Weg finden, vielleicht ist es noch nicht die richtige Zeit für ihn zu arbeiten."

Viele Menschen mit Schizophrenie verpassen gute Gelegenheiten im Leben, hauptsächlich weil sie sich gemindert oder unfähig fühlen. Gelegenheiten tauchen immer auf, sei es ein Kurs, ein Job oder eine Reise, kurz gesagt, positive Dinge, die ihr Leben verbessern können. Die Erfahrung der Schizophrenie und die Situationen, die sie in das Leben eines Menschen bringt, sind in vielen Fällen jedoch wie graue Linsen, die es einem nicht erlauben, die Farben des Lebens zu sehen.

Die Situation, die Gabriel und seine Eltern erleben, kann das Gefühl erzeugen, dass es keinen Ausweg aus der Situation gibt, in der sich die Person mit Schizophrenie befindet. Es ist schwierig, mit diesem Gefühl umzugehen, weil die Menschen in dem Moment, in dem es passiert, keine anderen Perspektiven sehen können. Wir müssen uns immer daran erinnern, dass die Zukunft aus Möglichkeiten besteht und dass Schizophrenie nicht bestimmt, was unsere Grenzen sind; das wird durch das Erleben von Möglichkeiten und das Testen, wie weit wir in jedem Moment gehen können, bestimmt. Hohe Erwartungen können Frustration erzeugen, und das Verlieren von Erwartungen kann zu verpassten Gelegenheiten führen, die zu einem besseren Leben beitragen.

Obwohl ein Jobangebot positiv ist, ist es auch sehr stressig und bringt Fragen mit sich wie „Werde ich es schaffen?" und „Bin ich gut genug dafür?". Selbst-Stigma lässt Menschen denken, dass sie eingeschränkter sind, als sie es tatsächlich sind. Es erschwert es den Menschen, ihre wahren Fähigkeiten zu sehen. Es ist wichtig, sich immer daran zu erinnern, dass bei Schizophrenie jeder Fall einzigartig ist und jede Situation anders ist als die nächste. Es ist wichtig, immer zu versuchen, sich zu verbessern, nicht entmutigt zu werden oder zu denken, dass, weil man Schizophrenie hat, alle Türen geschlossen sind, wie Gabriel es in der gerade beschriebenen Situation tut.

Schizophrenie und Drogenkonsum

Drogen sind ein ernstes öffentliches Gesundheitsproblem, sowohl legale, wie Alkohol und Zigaretten, als auch illegale, wie Marihuana, Kokain, Crack, Ecstasy und andere. Viele Menschen mit Schizophrenie konsumieren Drogen, was ihr Leben und das Familienleben erschwert. Wir können Menschen nicht als Drogenabhängige abstempeln und das Problem ignorieren, denn sie brauchen Hilfe und Verständnis. Wir werden Gabriels Erfahrung mit Drogenkonsum und wie dieser die Tatsache beeinflusst, dass er Schizophrenie hat, beschreiben.

Gabriel traf auf dem Rückweg von der Behandlung einen alten Schulfreund, und sie setzten sich in einer Bar zum Reden zusammen. Sie tranken Bier und erinnerten sich an alte Zeiten. Gabriel, der nicht gewohnt war zu trinken, spürte bald die Wirkung des Bieres, ein Gefühl der Entspannung und Leichtigkeit im Gespräch. Sein Freund stellte ihn mehreren Jungs vor, die diese Bar frequentierten, und sie behandelten ihn, „als wären sie alte Freunde"; das ist in Bars in der ganzen Nachbarschaft üblich.

Diese erste Erfahrung wiederholte sich oft. Immer wenn Gabriel traurig war, hielt er in der Bar an und traf diese „Freunde". Sie führten ihn in den Konsum von Marihuana ein, und Gabriel ließ sich von dem illusorischen Gerede mitreißen, dass diese Droge ein natürliches Kraut ist, das keinen Schaden anrichtet und das jeder benutzt.

Mit dem Konsum von Marihuana begann Gabriel sich wieder verfolgt zu fühlen, hatte Schuldgefühle und begann, sich von seiner Familie zu isolieren, indem er sich in seinem Zimmer einschloss. Seine Mutter bemerkte, dass ihr Sohn anfing zu trinken und Marihuana zu konsumieren, und erinnerte sich an einen Vortrag, in dem erklärt wurde, dass sowohl Alkohol als auch Cannabis die Symptome von Schizophrenie verschlimmern und von

Betroffenen vermieden werden sollten. Sie riet Gabriel aufzuhören, verheimlichte die Situation jedoch vor ihrem Ehemann, aus Angst vor seiner Reaktion und dem Konflikt, den sie zwischen Vater und Sohn auslösen würde.

Ein Freund von Gabriels Vater, ein alter Nachbar, erzählte ihm, was passierte, und riet ihm, taktvoll mit seinem Sohn umzugehen, da Streitigkeiten das Problem nicht lösen würden.

Nachdem er diese Informationen erhalten hatte, führte Paulo ein hartes Gespräch mit Marcia. Am nächsten Tag rief er Dr. Marcelo an und erklärte das Problem und bat um Hilfe, um keine Maßnahmen zu ergreifen, die die Situation verschlimmern könnten. Der Arzt machte sofort einen Termin, um Gabriel und seine Eltern zu sehen.

Es war eine lange Beratung, und Dr. Marcelo war energisch gegenüber dem jungen Mann; er erklärte alle Auswirkungen von Drogen und wie sie Menschen mit Schizophrenie beeinflussen. Er schlug sehr strenge Verfahren zur Behandlung seiner chemischen Abhängigkeit vor und machte sehr deutlich, dass er, wenn er sie nicht befolgen würde, zu seinem eigenen Wohl eine neue Einweisung ins Krankenhaus arrangieren würde.

Gabriel verstand, dass er Marihuana konsumierte, um sich akzeptiert zu fühlen und das Gefühl der Minderwertigkeit oder Andersartigkeit zu lindern. Er erkannte, dass der Substanzgebrauch ihm schadete, stimmte zu, die Behandlung zu befolgen und sich von Drogen fernzuhalten. Viele Betroffene finden es jedoch schwieriger, diese Art von Sucht aufzugeben, und ihr Leben ist stark beeinträchtigt. Chemische Abhängigkeit ist, wie Schizophrenie, eine Krankheit, die behandelt werden muss. Es gibt eine Lösung dafür, aber es erfordert viel Anstrengung, innere Disziplin und Einhaltung der Behandlung.

Neben einem Gesundheitsproblem, das eine Behandlung erfordert, ist Drogenkonsum auch ein Erfahrungsproblem. Es ist schwierig, mit der Abhängigkeit von dem Vergnügen umzugehen, das Drogen bieten, genauso wie es schwierig ist, eine andere Reaktion als die von Menschen zu haben, die man kennt und die sie auch verwenden.

Menschen fallen aufgrund von zwei Faktoren in die Sucht zurück: das Angebot der Droge durch Bekannte und die angenehme Wirkung, die sie bietet. Diejenigen, die sich jedoch von Drogen abgewandt haben, berichten, dass sie dies taten, als sie erkannten, dass die Probleme, das Leiden und die Verluste, die durch ihren Gebrauch verursacht werden, bedeutender sind als das Vergnügen, das sie bieten, das heißt, dass sie ohne die Substanzen besser leben. Es hilft sehr zu verstehen, dass dies keine moralische Frage ist, sondern eine Frage der psychischen Gesundheit und Lebensqualität.

Erfahrung mit dem Gebrauch von Marihuana

L.M. Im ersten Schritt meines „neuen Lebens" konzentrierte ich mich nicht nur darauf, meine Entscheidungen zu ändern, sondern auch sehr auf meine Gedanken von da an, damit ich, wenn es an der Zeit war, die richtige Entscheidung zu treffen, den besten Weg einschlagen konnte.

Ich hatte einen psychotischen Ausbruch wegen der Drogen, die ich konsumierte, und zwar oft übermäßig. Ich lebte alleine in den USA, weil ich an der Universität war, und als ich anfing, die Symptome der Schizophrenie zu spüren, hatte ich Angst, es fühlte sich an, als ob Leute mich beobachteten, über mich sprachen, es fühlte sich an, als ob einige Leute meine Gedanken lesen könnten; es war sehr beängstigend, aber das war hauptsächlich, wenn ich auf THC war! Ich dachte wirklich, dass diese Dinge, die ich fühlte, real waren; dann fing ich nach einer Weile an, diese gleichen Symptome nüchtern zu fühlen, das war, als ich mehr Angst bekam und dachte, ich könnte nie wieder „normal" werden! Danach begann ich, mich von Menschen zu distanzieren, und die Isolation war ein großer Schmerz. Ich würde einer Person, die die gleichen Symptome erlebt, raten, Hilfe von jemandem zu suchen und ihm zu sagen, dass sie medizinische Hilfe benötigt.

Ich war mir bereits sicher, dass ich mich für ein besseres Leben ändern wollte; ich gestehe, dass es am Anfang sehr schwierig und schmerzhaft war. Mit der Zeit kam ich Menschen näher, die mich gut fühlen ließen, an ihrer Seite zu sein, und meine Gedanken hörten auf zu schweifen. Außerdem konnte ich mit Hilfe von Fachleuten schnell besser werden. Ich machte meine Pläne mit der neuen Weisheit, auf bestmögliche Weise zu leben.

Umgang mit Stigma

Mit Schizophrenie im eigenen Leben zu leben ist, wie wir gesehen haben, eine sehr große Veränderung, die tiefe Spuren hinterlässt. Das Stigma existiert. Es schließt aus, verletzt und verringert die Chancen auf ein würdevolles Leben. Angesichts dieser Realität müssen Menschen mit Schizophrenie und ihre Familien, um gut leben zu können, in ihrem Alltag und in der Gemeinschaft Räume suchen, in denen sie teilnehmen und akzeptiert werden können. Dies geschieht nur, wenn wir offen sind zu lernen und zu wachsen und wenn wir das Etikett der Opfer, das andere Menschen uns vielleicht aufdrücken möchten, nicht akzeptieren.

Carlos geht zur Behandlung, aber seine Schwierigkeiten mit der Schizophrenie zu rechtfertigen ist der Weg, den er gefunden hat, um einen Platz in der Welt zu haben. Das ist weder richtig noch falsch. Neben den

Stunden, die er am Kiosk von Fabio verbringt, plaudert und Zeitschriften anschaut, spielt er auch Domino und Karten mit Bekannten im Park neben seinem Haus. An den Wochenenden hilft er als Freiwilliger bei den Freizeitaktivitäten der Schule der Nachbarschaftskinder. Zu Hause schaut er gerne Filme und Fernsehserien. So findet er einen Weg, gut zu leben. Die Dinge können immer besser werden, aber das wird nur auf der Grundlage alltäglicher Erfahrungen geschehen.

Francisca geht zur Behandlung, weil ihre Eltern klarmachen, dass es zu ihrem eigenen Besten ist. Sie glaubt nicht, dass sie eine Krankheit hat, aber sie hat aufgehört, mit Verwandten und Nachbarn zu streiten, um sie von ihren eigenen Gewissheiten zu überzeugen; sie wählt gerne die Kleidung aus, die sie jeden Tag tragen wird, und fragt ihre Mutter und Schwester um ihre Meinung. Wann immer sie kann, geht sie zum Einkaufszentrum in der Nähe ihres Hauses, alleine oder mit ihrer Schwester, um zu sehen, was es Neues gibt. Einmal pro Woche nimmt sie den Bus zum Kulturzentrum des Viertels und besucht einen Mosaikkurs, der den ganzen Nachmittag dauert. Zu Hause hört sie gerne Musik und schaut sich Sängerinnen in Fernsehshows an.

Gabriel hat durch ein Gespräch mit Herrn Agostinho, dem Tischler des Viertels, der ihn seit seiner Kindheit kennt, einen Weg gefunden. Er hat eine Lehre mit einem kleinen Anfangsgehalt bekommen und geht jetzt jeden Tag in die Tischlerei, wo er beim Möbelbau hilft, eine Tätigkeit, die Disziplin und Fleiß erfordert. Er genießt die Arbeit, besonders den Geruch des Holzes und die Gespräche mit Herrn Agostinho. Wenn er nach Hause kommt, erzählt er immer seinen Eltern und Geschwistern, wie sein Tag war. Manchmal geht er mit Julia aus, meistens ins Kino. Wenn er nicht zu müde ist, geht er samstags mit seinem Bruder Fußball spielen. Er folgt der Behandlung rigoros, weil er erkannt hat, dass dies notwendig ist, um die Schizophrenie unter Kontrolle zu halten.

Wir können sehen, dass jeder unserer Charaktere, Carlos, Francisca und Gabriel, Wege gefunden hat, ein produktives und qualitativ hochwertiges Leben zu führen. Sie haben Räume in der Gemeinschaft gefunden, in denen die Schizophrenie nicht das Gewicht des Stigmas trägt und ihre Qualitäten und ihre Art zu sein geschätzt und respektiert werden. Akzeptiert zu werden ist ein Prozess, an dem gearbeitet werden muss, eine Konstruktion, die sich in Beziehungen durch die Möglichkeiten, die sie bieten, festigt. Dies ist ein Lernprozess, der für jeden gilt, besonders für diejenigen, die Schizophrenie haben.

Vollständig akzeptiert zu werden ist ein idealer Zustand; niemand ist es. Wir verstehen, dass der beste Weg, mit dem Stigma der Schizophrenie im

Alltag umzugehen, darin besteht, sich nicht von den Möglichkeiten, die das Leben bietet, lähmen zu lassen. Dabei hilft es sehr, sich nicht mit anderen zu vergleichen und Beziehungen zu pflegen, um akzeptiert zu werden und andere Menschen zu akzeptieren.

Zwei Aspekte der Stigmatisierung

In diesem Kapitel des Buches haben wir versucht, die Schwierigkeiten zu thematisieren, die das Stigma für das Leben von Menschen mit Schizophrenie und ihren Familien mit sich bringt, aber wir haben auch versucht zu zeigen, dass es angesichts der praktischen Herausforderungen des Alltags möglich ist, Lösungen für ein qualitativ hochwertiges Leben zu finden.

Soziale Bewegungen zur Bekämpfung des Stigmas von psychischen Störungen sind sehr wichtig, insbesondere um eine Kultur des Respekts und der Akzeptanz in der Gesellschaft zu fördern und die Bedeutung von Investitionen in gesundheitliche Behandlungen zu betonen, die die Würde und Rechte der Betroffenen und der psychischen Gesundheitsfachleute respektieren.

Es ist jedoch sehr wichtig, dass Klarheit darüber herrscht, dass wir diese Bewegungen sowohl unterstützen als auch sicherstellen sollten, dass unser tägliches Leben gut sein kann. Das sind zwei verschiedene Dinge und sollten nicht verwechselt werden, denn sozial aktiv zu sein löst nicht die Probleme, die wir zu Hause erleben. Ebenso isoliert uns das Verbleiben in Innenräumen von dem, was uns in der Gesellschaft betrifft und uns unserer Identität als Bürger beraubt, die Rechte haben, die respektiert werden müssen.

Man sollte Kämpfe führen, wenn man die Möglichkeit des Sieges hat, denn ohne zu wissen, warum man kämpft, macht uns das nur bitterer. Zum Beispiel lebte Jorge, einer der Autoren dieses Buches, viele Jahre mit Alkoholsucht, wurde sich aber bewusst, dass es wichtigere Werte gibt, wie zum Beispiel gut mit seinem Bruder und seinen drei Schwestern und Neffen zu leben, und gab die Sucht auf. Ähnlich, nach seiner letzten Krise mit Schizophrenie, lernte Jorge, dass Behandlung nicht nur wichtig ist, um die Krankheit zu kontrollieren, sondern auch, um gut mit Familie und Freunden leben zu können, Situationen zu vermeiden, die Probleme und Leiden schaffen. Heute nimmt er aktiv an der Brasilianischen Vereinigung von Familien, Freunden und Menschen mit Schizophrenie (ABRE) teil, da er an eine Gesellschaft mit weniger Stigma glaubt.

Wir kennen die Schwierigkeiten, die Schizophrenie für das Leben von Menschen und ihren Familien mit sich bringt, und haben daher Situationen auf der Grundlage von realen Geschichten ausgewählt, die unseren Lesern helfen können, darüber nachzudenken, wie sie ein Leben mit Qualität im Laufe der Zeit mit realistischer Hoffnung aufbauen können.

Wir leben in einer wettbewerbsorientierten Gesellschaft, und es ist sehr leicht, unsere persönlichen Qualitäten mit den von ihr auferlegten Standards zu verwechseln. Durch die Geschichten von Gabriel, Carlos und Francisca versuchen wir zu zeigen, dass ein wichtiges Verständnis darin besteht, dass wir für das, was wir in unserem täglichen Leben sind, und nicht für den Schein geschätzt werden.

Wir müssen uns daran erinnern, dass es immer Möglichkeiten gibt, mit den Situationen umzugehen, die die Schizophrenie mit sich bringt. Der Dialog hilft sehr, und mit Menschen zu sprechen, die uns respektieren und wissen, wie man zuhört und über das nachdenkt, was wir sagen, ist grundlegend für das persönliche Wachstum, das benötigt wird, um mit Situationen umzugehen.

6

Familieninteraktion

Familie

In diesem Kapitel werden wir das Thema des familiären Zusammenlebens behandeln und zeigen, wie die Person mit Schizophrenie und ihre Familienmitglieder positive Wege des Zusammenlebens aufbauen können.

Unser Ziel ist es, dass dieses Kapitel zum Nachdenken und Dialog zwischen den Familienmitgliedern beiträgt, mit der Absicht, Veränderungen zu fördern, wo sie benötigt werden, Beziehungen zu verbessern und Missverständnisse zu klären. Der Weg, den wir gewählt haben, um dieses Ziel zu erreichen, basiert auf unserem Dialog in den letzten Jahren mit vielen Menschen mit Schizophrenie und ihren Familien, indem wir ihre alltäglichen Zweifel und Schwierigkeiten anhören und darüber sprechen.

Die meisten familienorientierten Ansätze zur Schizophrenie konzentrieren sich darauf, Familienmitglieder dabei zu unterstützen, mit der erkrankten Person umzugehen. Einige dieser Ansätze gehen davon aus, dass die Person mit Schizophrenie betreut oder gepflegt werden muss und immer den Platz einer kranken Person im Haushalt einnehmen wird. Wir verstehen, dass diese Ansätze in gewisser Weise helfen, aber sie können auch die Akzeptanz der Person mit Schizophrenie erschweren, gerade von denen, die sie wirklich lieben.

Unsere Sichtweise auf Schizophrenie und die Familie basiert auf dem Verständnis, dass die Krankheit nicht ihren eigenen Charakter definiert und dass sie, wie jede andere Person, ihre eigene Art zu sein, Wünsche, Qualitäten und Mängel haben. Es gibt Situationen, in denen der Einzelne mit

Schizophrenie sowohl Pflege benötigt als auch das Leben mit der Familie teilen muss. Viele Menschen mit der Krankheit sind in ihrem eigenen Zuhause verbannt. Dies ist eine Situation, die geändert werden kann.

In diesem Kapitel werden wir mit dem Konzept der Überwindung arbeiten. Schizophrenie ist eine Krankheit, die mehrere Bereiche der Funktion des Einzelnen beeinträchtigt, Beziehungen erschwert und andere Familienmitglieder desorientiert. Überwindung ist ein Prozess des Lernens aus Situationen und des Zusammenlebens, der es ermöglicht, die Einschränkungen zu akzeptieren und die Potenziale jedes Familienmitglieds zu maximieren, sowie dabei hilft, die praktischen Herausforderungen des Alltags bei der Gestaltung von Projekten für die Zukunft zu bewältigen. Aus dieser Perspektive kann die Person mit Schizophrenie viel gewinnen und im Familienleben wachsen.

Wir werden versuchen, das Thema des familiären Zusammenlebens durch Situationen zu präsentieren, die von den beschriebenen Charakteren erlebt wurden.

Wir denken oft, dass wir die einzigen sind, die schwierige Situationen durchmachen, aber unsere Erfahrung zeigt, dass wir meistens viel wachsen können, indem wir das, was wir erleben, teilen. Wir hoffen, Ihnen, unserem Leser, neue Ideen zu geben, um die Lebensqualität in Ihrer Familie zu verbessern.

Die Fragen jeder Person

Wenn ein Familienmitglied an Schizophrenie erkrankt, werden die anderen desorientiert, da sie mit völlig neuen Schwierigkeiten und Anforderungen konfrontiert sind, die von viel Stress und Verwirrung und mangelndem Wissen darüber, wie man damit umgeht, geprägt sind. Es ist wichtig, sowohl das Problem der Person mit Schizophrenie als auch das jedes Familienmitglieds zu verstehen, da die Schwierigkeiten und das Leiden der Familienmitglieder das Wohlbefinden der anderen beeinflussen und das Leben der Person mit Schizophrenie beeinflussen. Lassen Sie uns einige Beispiele für diese Probleme in der Familie von Gabriel betrachten, der es geschafft hat, den Weg des Bewältigens einzuschlagen.

Als Gabriel krank wurde, begann sein Vater mehr zu arbeiten und Arbeit mit nach Hause zu bringen; ständig beschäftigt zu sein war der beste Weg, den er fand, um mit neuen, verwirrenden und widersprüchlichen Gefühlen wie Schuld, dem Eindruck, dass das Problem nicht existiert (Verleugnung), Hoffnungslosigkeit und Traurigkeit umzugehen. Es dauerte lange, bis er erkannte, dass das Beste für seinen Sohn und seine Familie seine Gesellschaft war, und dann begann er, mehr in der Familienroutine präsent zu sein.

Gabriels Mutter klammerte sich an die Religion und die Pflege ihres Sohnes und behandelte ihn, als wäre er noch ein kleiner Junge. In Kirchengruppen lernte sie, dass der Glaube wichtig ist, solange er durch tägliche Handlungen erbaut wird. Ihre mütterliche Sensibilität ermöglichte es ihr, mit der Zeit zu erkennen, dass ihr Sohn eine Krankheit hat, und ihre Rolle als Mutter besteht darin, ihn zu ermutigen, mit seinem Leben fortzufahren und sich seiner positiven Eigenschaften bewusst zu sein.

Eltern haben mit schwierigen Gefühlen zu kämpfen, wie der Verantwortung für die Situation und manchmal der Schuld, und versuchen zu sehen, „wo bei der Erziehung ihres Kindes etwas falsch gelaufen ist". Schizophrenie hat einen sehr starken biologischen Faktor; die Suche nach Fehlern in der Vergangenheit hilft nicht, sondern erhöht eher die Spannung in den Beziehungen.

Renato, Gabriels älterer Bruder, dachte, sein Bruder sei „problematisch" und verantwortlich für die häufigen Streitigkeiten zwischen ihnen. Es dauerte lange, bis er verstand, was Gabriel mit der Krankheit durchmachte und wie er sich seines Leidens bewusst wurde. Schließlich gelang es ihm, sich in die Lage seines Bruders zu versetzen und sich mehr der Probleme Gabriels bewusst zu werden. Diese Wahrnehmung brachte Ängste und Zweifel über seine eigene geistige Gesundheit mit sich, half ihm aber auch, Streitigkeiten mit Gabriel zu vermeiden und die Annäherung beider zu erleichtern, was zum Beispiel durch Einladungen zu gemeinsamen Unternehmungen, wie Fußballspielen und Fußballspielen am Wochenende, geschah.

Julia akzeptierte ihren Bruder immer, auch wenn sie wusste, dass seine Ideen nicht der Realität entsprachen und sein Verhalten ungewöhnlich war. Sie versuchte immer, ihm zu helfen, auch wenn es nur durch Gespräche war. Diese Einstellung gab ihr innere Ruhe, um zu studieren und Freunde zu haben, um ein gesundes Leben zu führen.

Gabriel durchlebte sehr harte Situationen, die sein Leben tief prägten. Ständige Behandlungen und Pflege durch Gesundheitsfachleute waren notwendig, damit er im Laufe der Jahre in der Lage war, ein tägliches Leben neu zu gestalten, das wieder Sinn machte. In diesem Prozess war das Lernen seiner Familie sehr wichtig, damit sie sich gemeinsam stärken konnten, um Widrigkeiten zu überwinden.

Die Überwindung der Probleme, die die Schizophrenie für die Person und ihre Familienmitglieder mit sich bringt, ist das Ergebnis eines Veränderungsprozesses bezüglich der Art und Weise, wie das tägliche

Leben verstanden und gelebt wird. Fragen nach der Vergangenheit und danach, was anders hätte sein können, sollten nicht vertieft werden; die produktivste Einstellung besteht darin, aktuelle Schwierigkeiten zu identifizieren und Hilfe zur Überwindung zu suchen. Dies gilt sowohl für die Person mit Schizophrenie als auch für Familienmitglieder. Wir verstehen, dass Veränderungen als Ergebnis von Versuchen auftreten, ein erfolgreiches Zusammenleben und eine gute Lebensqualität zu haben. Überwindung ist ein Lernprozess, der im Laufe der Zeit auf der Grundlage des Verständnisses von Erfahrungen und Veränderungen erlebt wird. Dieser Prozess kann durch den Wunsch, besser zu leben, eingeleitet werden, da dieser Moment immer eine gute Zeit ist, ein solches Projekt zu unternehmen.

Auf den folgenden Seiten wollen wir uns einige der Schwierigkeiten auf dem Weg zur Überwindung der Schizophrenie ansehen, und wie man sie überwindet.

Was ist die magische Formel?

Eine gängige Einstellung, die wir alle haben, wenn wir mit einem ernsthaften Problem konfrontiert sind, besteht darin, zu wünschen, dass es eine Lösung gibt, die es verschwinden lässt. Wir neigen dazu, nach einer „magischen Formel" zu suchen. Im Falle von Schizophrenie glauben viele Familienmitglieder, dass sie das Problem selbst bewältigen können; wenn dies nicht geschieht, beginnen sie zu glauben, dass der Arzt das Problem lösen wird und dass es ein Medikament gibt, das die Probleme ihres kranken Familienmitglieds verschwinden lässt.

Es gibt ein wichtiges Verständnis, das diese Einstellung, nach einer „fertigen Lösung" zu suchen, ersetzen kann. Es betrifft die Tatsache, dass die Person mit Schizophrenie dazu neigt, eine Art des Funktionierens und Reagierens zu entwickeln, die anders ist als das, was die Menschen normalerweise erwarten. Die Einstellungen und Positionen, die die Familienmitglieder als am geeignetsten für den Umgang mit der Person mit Schizophrenie ansehen, scheitern häufig. Dies zu verstehen ist grundlegend, um gemeinsam mit der kranken Person Lösungen erarbeiten zu können.

Als Gabriel und seine Familie mit dem Psychiater sprachen, verstanden sie, was passierte, und nahmen die Medikamente mit nach Hause; es schien, als hätten sie eine Lösung gefunden. Allerdings weigerte sich Gabriel anfangs, die Medikamente zu nehmen, weil er aufgrund von Wahnvorstellungen glaubte, sie wären vergiftet. Seine Eltern versuchten, ihn dazu zu bringen, sie zu nehmen, aber er weigerte sich. Es brauchte Julias Geschick, um Gabriels Motive zu entdecken und gemeinsam mit ihm seine wahnhafte Idee zu ändern, damit er die Medikamente nahm.

Nachdem er mit der Behandlung begonnen hatte, nahmen die Probleme ab, verschwanden aber nicht; die Familienmitglieder mussten ebenfalls Hilfe suchen, um die Situation zu verstehen und sich der Probleme jedes Einzelnen bewusst zu werden, wodurch ein Weg der Veränderung begann. Dies ermöglichte es, Lösungen zu entwickeln, die auf alltäglichen Problemen basierten, insbesondere im Verständnis der Einschränkungen, die die Krankheit für Gabriel mit sich brachte, und wie man ihm helfen kann, seine Schwierigkeiten in seinem eigenen Tempo zu bewältigen und zu überwinden.

Im Umgang mit Schizophrenie gibt es keine „magische Formel". Der Arzt hat diese „Formel" nicht. Was es gibt, ist eine Reihe von Ressourcen und Arten von Medikamenten, die der Person helfen können, Stabilität zu erreichen. Jede Familie muss Lösungen erarbeiten, indem sie sich mit den vorliegenden praktischen Problemen auseinandersetzt. Gesundheitsfachleute sind wichtige Verbündete, und es lohnt sich immer, mit ihnen über das zu sprechen, was mit der Person und der Familie vor sich geht.

Lösungen nehmen Gestalt an, wenn jeder der Beteiligten Kommunikationskanäle in einem realen sozialen Netzwerk etablieren kann, das Unterstützung bietet, um eine Routine zu etablieren, die nicht auf der Krankheit zentriert ist, wo es zum Beispiel Raum für Freizeit und Aktivitäten in der Gemeinschaft gibt. Es ist sehr hilfreich, die Probleme der Person mit Schizophrenie zu akzeptieren und zu verstehen, um die Isolation zu reduzieren und, soweit möglich, eine einladende Beziehung zu etablieren.

Die Einstellung, zu glauben, dass es eine „magische Formel" gibt, welche die Probleme, durch die Krankheit der Person und ihrer Familie entstanden, lösen wird, ist das Ergebnis einer sehr gängigen Art, andere alltägliche Probleme zu lösen, aber sie funktioniert nicht bei Schizophrenie. Wir kennen viele Menschen, die mit Schizophrenie leben, und Familienmitglieder, die viel Zeit und Mühe aufwenden, um eine fertige Lösung zu finden. Eine Lösung gibt es, aber sie muss erarbeitet werden, und jede Person tut dies auf ihre eigene Weise, entsprechend ihrer vergangenen Geschichte und Situation. Gabriels Familie fand ihren Weg, mit Schizophrenie umzugehen, und die Familien von Carlos und Francisca fanden andere.

Nun werden wir Beispiele sehen, die dieses Verständnis, das wir vorschlagen, veranschaulichen.

Eine akute schizophrenische Krise desorientiert jeden

Die Krisenzeit bei Schizophrenie kann die gesamte Familie destabilisieren und Konfliktsituationen erzeugen, die wiederum dazu beitragen, familiäre Beziehungen für lange Zeit zu destabilisieren. Es gibt keine Rezepte, wie man mit Krisensituationen bei Schizophrenie umgeht, aber es gibt mehrere Tipps, die sehr hilfreich im Umgang mit Menschen mit diesen Zuständen sind. Lassen Sie uns sehen, wie Carlos' Familie, die mehrere Krisenmomente erlebt hatte, mit seiner ersten Krise umgegangen ist.

Wir müssen uns daran erinnern, dass Menschen mit Schizophrenie in Krisenmomenten oft die Kontrolle verlieren, weil sie die Realität auf eine sehr unterschiedliche und bedrohliche Weise sehen. Carlos hörte Stimmen, die ihn bedrohten, und dachte, dass alles, was um ihn herum geschah, mit ihm in Verbindung stand. Was für die Familienmitglieder alltägliche Ereignisse waren, hatte für Carlos eine besondere Bedeutung: Sie waren Manifestationen, die mit seinen Erfahrungen verbunden waren.

In der ersten Krise wussten die Familienmitglieder mehrere Tage lang nicht, wie sie mit Carlos umgehen sollten, und die Situation verschlechterte sich nur. Seine Mutter wurde emotional destabilisiert und hatte häufige Weinkrisen. Sein Bruder wusste nicht, wie er handeln sollte, und versuchte, Carlos in dieser Situation zu meiden. Sein Vater dachte, dass er, wenn er ihn streng behandelte, aus dieser Situation herauskommen würde, aber sein Verhalten wurde härter und verschlimmerte den Zustand des jungen Mannes.

Ein entscheidender Moment war, als Carlos vor dem eingeschalteten Fernseher stand und das Gefühl hatte, dass die Charaktere über ihn sprachen; in einer Verzweiflungstat warf er den Fernseher hart auf den Boden. Sein Vater und älterer Bruder versuchten, ihn zurückzuhalten, und wurden geschlagen. Carlos, sich bedroht fühlend, ging ziellos auf die Straße. Der Vater rief einen Nachbarn um Hilfe und fuhr mehrere Stunden durch die Nachbarschaft auf der Suche nach seinem Sohn, bis er ihn alleine laufend fand. Er versuchte, vor seinem Vater wegzulaufen, und ein Polizeiauto musste gerufen werden, um ihm zu helfen, da er sehr aufgeregt und verängstigt war. Carlos wurde in die psychiatrische Notaufnahme gebracht, wohin er zur Einweisung überwiesen wurde.

Leider passieren solche Situationen in vielen Familien, hauptsächlich aufgrund eines Mangels an Wissen und Anleitung darüber, wie man mit Manifestationen umgehen sollte, die in einer Schizophrenie-Krise auftreten können. Es ist für alle Familienmitglieder sehr schmerzhaft, wenn die

Person, die den Angriff erlitten hat, ins Krankenhaus eingeliefert werden muss und desorientiert und verängstigt ist.

Es ist notwendig zu verstehen, dass die Person in einer Schizophrenie-Krise sehr spezielle Wahrnehmungen (Halluzinationen) und sehr desorientierende und beängstigende Gedanken hat, die nicht der Realität entsprechen (Wahnvorstellungen). Man muss im Hinterkopf behalten, dass Schizophrenie behandelbar und handhabbar ist und dass es viele Möglichkeiten gibt, Krisen frühzeitig zu verhindern oder zu behandeln, um extreme Situationen zu vermeiden.

Eine sorgfältige psychiatrische Nachsorge kann die Krise am Anfang identifizieren und Wege des Umgangs vorschlagen. Aus diesem Grund ist es eine schützende Haltung, dem Psychiater jede von der Person oder ihrer Familie wahrgenommene Veränderung zu melden und offen dafür zu sein, eine Strategie mit dem Arzt zur Bewältigung der Situation zu erarbeiten. Diese Fürsorge ist Teil der Behandlung.

Im Folgenden sind einige Vorschläge, wie man eine Krisensituation auf der Grundlage der Erfahrungen vieler Familienmitglieder, die gehört und konsultiert wurden, um dieses Buch zu schreiben, bewältigen kann.

Umgang mit einer Krisenzeit

Wie wir gesehen haben, kann eine Schizophrenie-Krise für die ganze Familie sehr schwierig sein, aber es gibt eine Reihe von Maßnahmen, die ergriffen werden können, um das Leiden, das sie verursacht, zu minimieren. Während Carlos' erster Hospitalisierung wurden seine Familienmitglieder über die Hauptaspekte der Schizophrenie informiert. Sie verstanden, dass es sich um eine Krankheit handelt, die die Funktion des Gehirns verändert, und daher ist die Behandlung mit Medikamenten grundlegend. Das Absetzen von Medikamenten ist die Hauptursache für akute Krisen. Obwohl Medikamente notwendig sind, reichen sie allein nicht aus, um Menschen mit Schizophrenie zu behandeln. Ein harmonisches Familienleben ist ebenfalls grundlegend. Lassen Sie uns sehen, wie Carlos' Familie gelernt hat, mit anderen Krisenmomenten umzugehen.

Carlos' Verwandte haben gelernt, ruhig zu bleiben, wenn er in eine Krise gerät, sich nicht in seinen Zustand einzumischen und weder zuzustimmen noch zu widersprechen, wenn er etwas sagt. Sie haben auch gelernt, keine Haltungen und Verhaltensweisen aufzuzwingen, die er offensichtlich nicht verstehen und noch weniger darauf reagieren kann. Wenn er die Kontrolle verliert, vermeiden sie es, zurückzusprechen, versuchen nicht zu schreien und sprechen, soweit möglich, leise und ruhig. Sie wissen jetzt, dass sie bei Bedarf Hilfe von Gesundheitsfachleuten suchen können, sogar vom städtischen Rettungsdienst.

Sie haben gelernt, ihn in dieser Situation nicht zu kritisieren, ihn nicht zu bedrohen oder nicht zu versuchen, ihn festzuhalten, weil er durch Angst und Schrecken reagieren kann. Seine Eltern versuchen, das zu tun, was er verlangt, solange es nicht gefährlich ist, was ihrer Beziehung hilft. Wenn Carlos in einer akuten Krise ist, versuchen die Familienmitglieder sich abzuwechseln, damit immer zwei Personen bei ihm sind, sodass, wenn es notwendig ist, Hilfe von Gesundheitsfachleuten zu suchen, einer dies tun kann, während der andere bei Carlos bleibt.

Mit diesen Maßnahmen fühlt sich Carlos, auch in Krisen mit Wahnvorstellungen und Halluzinationen, in seinem Zuhause nicht frontal bedroht. Dies hilft ihm, Situationen von Aggressivität, sowohl physisch als auch verbal, zu vermeiden, und so können sie, wenn sie doch auftreten, ohne ernsthafte Folgen kontrolliert werden. Es gibt Fälle von Schizophrenie, bei denen Aggressivität ein wichtiges Element ist und besondere Aufmerksamkeit benötigt, aber das gilt in der Regel nicht für die meisten.

Angesichts dieser Situation sprachen Carlos' Eltern mit dem Psychiater und beklagten sich, dass sie keine Lösung für die Situation ihres Sohnes sehen konnten, da er die Medikamente regelmäßig einnahm, aber häufige Krisen hatte. Der Psychiater erklärte, dass er den richtigen Weg in der Behandlung des jungen Mannes verfolgte und dass sein Fall als „behandlungsresistente Schizophrenie" charakterisiert wurde. Der Arzt schlug die Hospitalisierung des jungen Mannes für den minimal notwendigen Zeitraum vor, um die Behandlung mit einem spezifischen Medikament, Clozapin, zu beginnen.

Carlos' Zustand verbesserte sich mit der neuen Behandlung. Das Verständnis, die Unterstützung und die Pflege der Familie waren jedoch grundlegend. Wir erinnern uns daran, dass wir immer versuchen können, die erlebte Situation zu verbessern, und wir dürfen die Hoffnung angesichts sehr schwieriger Situationen wie den Krisen der Schizophrenie nicht verlieren. Wir müssen den Dialog mit Gesundheitsfachleuten führen, um gemeinsam die besten Wege zu finden. Das ist es, was Carlos' Familie getan hat.

Seine Familie hat die Bedeutung der Einheit im Umgang mit Schizophrenie gelernt. Carlos hat die Krankheit, aber sie betrifft jeden. Jede Person hat gelernt, wie sie dazu beitragen kann, dass er sich in ihrem Zuhause willkommen fühlt. Zu wissen, dass die Familie sich verpflichtet hat, mit der Krankheit umzugehen, hilft sehr und tröstet die Person mit

Schizophrenie, auch wenn sie nicht weiß, wie sie es ausdrücken soll. Dieses Willkommen ist ein Faktor, der die Genesung erheblich fördert.

Wenn die Behandlung abgelehnt wird

Viele Menschen mit Schizophrenie weigern sich, die Behandlung zu befolgen, und verwenden viele Argumente, um diese Reaktion zu stützen. Es muss verstanden werden, dass die meisten Gründe für diese Ablehnung mit den Symptomen der Krankheit zusammenhängen. Diese Situation im familiären Umfeld anzugehen ist eine Herausforderung, die Geduld, Verhandlungsgeschick und eine Portion Autorität erfordert, damit die Person mit Schizophrenie aus der Falle, die die Krankheit selbst stellt, ausbrechen kann.

Der Familie muss klar sein, dass die Behandlung eine notwendige Bedingung für die Verbesserung des Zustands der an Schizophrenie leidenden Person ist. In diesem Sinne müssen sie der Person helfen, diese Notwendigkeit zu verstehen, da die Person häufig das Bedürfnis nach Behandlung nicht versteht. Und die Familie muss akzeptieren, in dieser Sackgasse gelandet zu sein.

Es ist eine schwierige Situation, eine erwachsene Person zu überzeugen, etwas zu tun, was sie nicht tun will. Viele Familienmitglieder verstecken die Medikamente im Essen, und die Person nimmt sie ohne Wissen ein. Wir glauben, dass dies nicht die beste Lösung ist, da es der Person den Eindruck vermitteln kann, sich ohne Medikamente verbessert zu haben. Der Weg der Überzeugung und Verhandlung erweist sich letztlich als der effektivste, auch wenn er schwieriger ist.

Francisca, Gabriels Freundin, glaubt nicht, dass sie eine Krankheit hat. Die Familie konnte sie nicht davon überzeugen, die Behandlung zu befolgen, was zu ernsthaften Beziehungsproblemen führte, hauptsächlich weil sie die Autorität ihres Vaters herausforderte. Nach der dritten Krankenhauseinweisung warnte ihr Vater sie, dass sie, wenn sich ihr Zustand verschlechtere, wieder ins Krankenhaus eingewiesen würde und dass er das nicht wolle. Also musste sie auf sich selbst aufpassen. Sie nahm ihre Medikamente nicht ein und hatte einen Rückfall. Ihr Vater erklärte, dass er sie zu ihrem eigenen Wohl ins Krankenhaus bringen würde, aber Francisca dachte, das sei willkürlich von ihrem Vater. Er besuchte sie jedoch jeden Tag im Krankenhaus, und sie konnte verstehen, dass er sich tatsächlich um sie sorgte und unter der Situation litt. Diese Wahrnehmung führte dazu, dass Francisca akzeptierte, mit ihrem Vater regelmäßig zu den Terminen beim

Psychiater zu gehen und die Injektion der Depotmedikation zu erhalten. Nach einiger Zeit wurden die Besuche beim Psychiater und die Injektion zur Routine, und der Verschleiß verringerte sich erheblich.

Franciscas Fall stellt eine extreme Situation dar, die bei Schizophrenie nicht ungewöhnlich ist. Zu wissen, wie man durch Beziehungen Grenzen setzt, klarmacht, dass bestimmtes Verhalten nicht akzeptiert wird, ist grundlegend für jeden, der Beziehungen haben will, und für das, was er oder sie in Beziehungen tun kann und was nicht. Diese Haltung ist auch in Beziehungen mit Menschen, die an Schizophrenie leiden, gültig und wichtig. Zu zeigen, was als richtig angesehen wird, hilft sehr dabei, zu überzeugen, zu verhandeln und sogar die Behandlung zu akzeptieren. Es ist sehr wichtig, die Person mit Schizophrenie zu Terminen zu begleiten und die Einstellungen, die man im Alltag hat, zu bekräftigen, dem Arzt die Möglichkeit zu geben, in die realen Probleme einzugreifen, mit denen man zu Hause zu kämpfen hat.

Wenn die Person nicht behandelt werden will, muss die Familie entschieden handeln und immer versuchen, konfrontative Situationen zu vermeiden. Die Verleugnungshaltung der Person muss als einzige Möglichkeit verstanden werden, wie sie mit der Krankheit umgehen kann, und die Familie kann andere Möglichkeiten anbieten. Wenn die Person versteht, dass die Behandlung ein besseres Leben mit weniger Leiden bringt, öffnet sie Raum dafür, dass die Behandlung den Sinn der Rekonstruktion von Projekten für die Zukunft erhält. Es liegt an der Familie und den Gesundheitsfachleuten, dieses Verständnis zu erleichtern.

Die Verbesserung durch die Behandlungen wird letztlich von der Person mit der Schizophrenie-Erkrankung wahrgenommen; selbst wenn die Patienten nicht denken, dass sie eine Krankheit haben, könnten sie aufgrund der Ergebnisse, die sie in ihrem Zustand und den familiären Beziehungen wahrnehmen, zustimmen, die Medikamente einzunehmen. Diese Beziehungen sind die Realitätsreferenzen, die die Person mit Schizophrenie hat, daher die Wichtigkeit jedes Familienmitglieds, zu einem harmonischen und strukturierten Alltag für die Person mit Schizophrenie beizutragen.

Verhinderung von Rückfällen

Schizophrenie ist eine Krankheit, die ständige Pflege erfordert. Selbst wenn sich die Symptome verbessern oder scheinbar verschwunden sind, besteht immer das Risiko eines Rückfalls und des Wiederauftretens der Symptome. Die Familie spielt eine sehr wichtige Rolle bei dieser Pflege und bei der

Verhinderung von Rückfällen. Wir werden nun einige Beispiele für diese Rolle vorstellen.

Viele Menschen mit Schizophrenie hören auf, ihre Medikamente zu nehmen, wenn sie sich besser fühlen, und dies ist eine Hauptursache für Rückfälle. Familienmitglieder spielen eine wichtige Rolle bei der Überwachung der Medikamenteneinnahme.

Gabriel nimmt seine Medikamente jeden Abend alleine ein; sie werden jedoch auf einem Möbelstück im Wohnzimmer aufbewahrt, und wenn er die Einnahme vergisst, erinnert ihn jemand daran; manchmal bringen ihm Familienmitglieder die Medikamente, auch wenn er bereits schläft. In Carlos' Fall gibt ihm seine Mutter die Medikamente, die er jeden Tag einnehmen soll. Francisca muss von einem Familienmitglied zum Psychiater begleitet werden, um die langwirksamen Medikamente zu nehmen.

Ein weiterer grundlegender Aspekt ist, dass das familiäre Umfeld für das Wohlbefinden aller, insbesondere für Menschen mit Schizophrenie, sehr wichtig ist. Eine harmonische Umgebung ist wichtig, um Rückfälle zu verhindern und stressige Situationen wie Streitigkeiten und Forderungen nach Aufgaben und Verantwortlichkeiten, die über die Kapazität der Person hinausgehen, zu vermeiden. Darüber hinaus bietet diese Umgebung eine große Unterstützung für die Person, sich in die familiäre Umgebung integriert zu fühlen. Wir wissen, dass dies keine leichte Aufgabe ist, und es ist notwendig, dass jeder einen Beitrag zur Pflege der Familienroutine leistet.

Familienmitglieder können einen Rückfall verhindern, wenn sie bestimmte Anzeichen wie Veränderungen im Verhalten der Person beobachten – zum Beispiel Schlaflosigkeit, Reizbarkeit, Verlust des Interesses an Aktivitäten, die sie normalerweise ausführen, unterschiedliche oder seltsame Ideen und Veränderungen, die nur diejenigen bemerken können, die täglich mit der Person zusammenleben. Dies ist der Zeitpunkt, um einen Psychiater für eine Bewertung aufzusuchen, da es oft möglich ist, einen Rückfall durch Anpassung der Medikation oder Bewältigung einer stressigen Situation zu vermeiden.

Im Falle von Gabriel, Carlos und Francisca lernte ihre Familie im Laufe der Zeit, mit ihren Eigenheiten zu leben, sodass sie sich zunehmend geliebt und von ihnen beachtet fühlten. Dies half enorm bei der Bewältigung der durch die Krankheit auferlegten Probleme. Manchmal stören ihre Gewohnheiten sie, und ihre Gespräche sind nicht angenehm oder wiederholen sich, aber das Wichtige ist, dass sie so akzeptiert werden können, wie sie sind.

Es hilft auch, Rückfälle zu verhindern, wenn die Familie die Person mit Schizophrenie dazu ermutigt, realistische Projekte zu haben, durch die sie sich produktiv fühlt. Gabriel fand eine Stelle als Lehrlingsschreiner bei

Herrn Agostinho, Carlos als Wochenendbetreuer in der Kinderschule des Viertels und Francisca als Mosaikkünstlerin im Kulturzentrum. Jede Person mit Schizophrenie kann wissen, welche Projekte in ihrem Leistungsbereich liegen, in dem sie sie ohne Überlastung oder Leiden über lange Zeiträume ausführen kann. Durch die Fertigstellung eines Projekts fühlt sich die Person besser vorbereitet, um mit einem anderen, kühneren Projekt einen Schritt weiter zu gehen. Das Wichtige ist, sich nicht der Krankheit zu ergeben.

Wir wissen, dass familiäre Beziehungen nicht immer harmonisch sind. Viele Familien leben schlecht zusammen, mit ernsthaften Beziehungsproblemen und anderen Problemen, die sowohl vor als auch unabhängig von der Schizophrenie bestanden und bestehen. Wir wissen auch, dass die Person mit Schizophrenie oft auf eine Weise handelt, die es den Familienmitgliedern erschwert, zusammenzukommen, oder die Konflikte erzeugt. Die Verhinderung von Rückfällen erfordert von der Familie, wann immer möglich, Toleranz und Dialog zu üben. In vielen Fällen ist es notwendig, frühere Probleme zu überprüfen und anzugehen, um eine gesündere Beziehung zu ermöglichen. Dies erfordert von den Familienmitgliedern die Bereitschaft und Offenheit, die Probleme aller anzugehen.

Im Folgenden führen wir einige Gewohnheiten an, die zu einer unterstützenden familiären Umgebung für die Person mit Schizophrenie und alle Familienmitglieder beitragen.

Ein einladendes Umfeld schaffen

Ein wichtiges Verständnis ist, dass Schizophrenie nicht die einzige Ursache für Schwierigkeiten im Familienleben ist; es gibt auch bestimmte individuelle Einstellungen, die Konflikte erzeugen können. Eine fördernde Umgebung basiert auf einer emotionalen Beziehung zwischen Familienmitgliedern, die von Verständnis und Vertrauen geprägt ist. Es ist ein Ziel, das im Laufe der Zeit durch Veränderungen und die Überwindung von Problemen erreicht werden soll. Jede Familie kann ihre eigenen Wege finden, um mit den täglichen Schwierigkeiten umzugehen und ein einladendes Umfeld zu schaffen. Wir werden einige Elemente vorstellen, die zu diesem Prozess erheblich beitragen.

Empathie ist eine sehr wichtige Eigenschaft. Julia, Gabriels Schwester, hat diese angeborene Eigenschaft, sodass sie immer in der Lage war, ihren Bruder zu hören und zu verstehen, auch in den schlimmsten Momenten. Um Empathie zu zeigen, ist es notwendig, Gefühle und mögliche Sorgen beiseite zu legen und die Gefühle der anderen Person zu verstehen, die dann erwidert werden. Diese Qualität kann erworben werden, und das ist es, was mit Renato, Gabriels Bruder, passiert ist, der von einer Position der Antipathie zu neuen Wegen wechselte, um weiterhin der Freund seines Bruders zu sein. Die Eltern von Carlos und Gabriel lernten, weniger autoritär zu sein und mehr Beratung zu geben. Franciscas Vater fand einen Weg, fest zu sein, ohne hart zu sein. In all diesen Beispielen konnten die Menschen ihre Erfahrungen mit Leid in positive Eigenschaften umwandeln.

Empathie eröffnet Räume, um ein gemeinsames „Territorium" zu etablieren, auf das sich die Menschen einigen können. Dies geschieht zunächst mit kleinen Dingen und dann mit größeren Fragen. Francisca glaubt nicht, dass sie krank ist, stimmt aber zu, zum Psychiater zu gehen und dort Medikamente zu nehmen. Dies ist nur möglich, weil sie durch eine Reihe von alltäglichen Erfahrungen ihren Raum in der Beziehung zu ihren Eltern und ihrer Schwester aufgebaut hat und heute sicher ist, dass sie das Beste für sie wollen. Sie stimmt der Behandlung zu, obwohl sie nicht überzeugt ist, dass sie sie benötigt. Wir stimmen Menschen zu, denen wir vertrauen, und nicht unbedingt den Vorschlägen, die wir für richtig halten.

Ein einladendes Umfeld wird durch die Gewohnheit des Gesprächs aufgebaut. Gespräch ist die Praxis der Empathie und des gemeinsamen Bodens. Es ist notwendig, aktiv zuhören zu können, um die andere Person zu verstehen, zu fragen, um die Gründe der anderen Person zu verstehen und zur Entwicklung des Themas beizutragen. Es gibt Zeiten, in denen wir ein Gespräch suchen, und es ist gut, willkommen zu sein, genauso wie es andere Zeiten gibt, in denen wir gesucht werden. Und das Willkommen hilft sehr.

Diese Gewohnheiten zu pflegen ist für Menschen mit Schizophrenie unerlässlich, um sich in der familiären Umgebung willkommen zu fühlen und damit die Familie die Krankheit nicht in den Mittelpunkt der Familienlebensthemen stellt. Diese Gewohnheiten helfen, Probleme zu überwinden, ohne sie größer zu machen als sie sind.

Ein einladendes Familienumfeld zu schaffen ist das Ergebnis des Lernens aus dem Alltag, das mit gutem Willen und Geduld beginnt, damit es Ergebnisse gibt. Wir erinnern daran, dass die Beispiele unserer Charaktere Zeit für jedes Familienmitglied zum Reifen und eine ständige Suche nach Problemlösungen erforderten. Dies ist ein grundlegendes Verständnis, das erklärt, warum es keine „magische Formel" gibt. Wir verstehen, dass der beste Weg, um Familienprobleme und die von der Schizophrenie ausgehenden zu bewältigen, immer darin besteht, auf das Willkommen als Grundlage für den Umgang mit den Schwierigkeiten, die das Leben jeder Person stellt, zu beharren. Jeder kann die besten Möglichkeiten wählen, um diesen Weg zu gehen.

Familienbeziehungen

Elaine Vieira—Sozialarbeiterin und Familientherapeutin Wenn es schon nicht einfach ist, über Familienbeziehungen in Kontexten von Gesundheit und Normalität nachzudenken, zeigt uns der Blick auf Familien mit einer Person mit einer schweren psychischen Störung wie Schizophrenie zusätzlich zu dieser Komplexität, wie Beziehungen durch das Zusammenleben mit der Krankheit fragil werden können.

Im Allgemeinen erkennen Familienmitglieder, wenn ein junger Mensch signifikante Veränderungen in seinem Verhalten zeigt, dass etwas nicht stimmt, und beginnen zu versuchen, das Problem zu verstehen und zu lösen. Auf diesem Weg ist es üblich, dass sie eine Reihe von Gesundheitsdiensten oder medizinischen Abteilungen aufsuchen und unterschiedliche Informationen erhalten, wie „Ihr Kind hatte einen psychotischen Anfall, hat Schizophrenie, die Behandlung ist lang, sie dürfen die Medikamente nicht absetzen …". Solche Informationen werfen oft mehr Fragen auf, und Familienmitglieder sammeln gewissermaßen im Laufe dieser Suche Gefühle von Verwirrung, Traurigkeit, Hilflosigkeit, Scham und Schuld. Diese Umstände können die Isolation der Person in Bezug auf ihre Familie, Verwandte, Freunde und soziale Netzwerke verursachen oder erhöhen.

Mit der Zeit lernen Familienmitglieder, das Problem, die akuten Krisen, die Verbesserungen und die Rückfälle, die Teil des Krankheitsverlaufs sind, zu bewältigen. Diese Erfahrung eines so fragilen Gleichgewichts und so viel Leid führt in der Regel zu einer Überlastung, die dazu führen kann, dass der Pflegende selbst krank wird. Angesichts der Notwendigkeit der Umstrukturierung und Anpassung des alltäglichen Familienlebens und der Schwierigkeiten der Familienmitglieder in Bezug auf die Behandlung und Anerkennung der Krankheit kann es hilfreich sein, spezifische Unterstützung zu suchen, um Ressourcen zu entwickeln, um so die Situation auf die angemessenste und gesündeste Weise zu bewältigen. Die Familienpflege hat in der Regel folgende Ziele: Aufnahme, Information, Beratung, Teilen persönlicher Situationen und das Aufbauen neuer Möglichkeiten, um die erlebte Situation zu bewältigen.

Ressourcen in der Gemeinschaft finden

Wenn Familienmitglieder Schwierigkeiten haben, mit einem Mitglied mit Schizophrenie zu leben, können sie sich vom Gemeinschaftsleben zurückziehen oder isolieren, aufhören, öffentliche Orte zu besuchen, und soziale Veranstaltungen meiden. Dies ist sowohl auf das Stigma der Krankheit als auch auf tägliche Probleme zurückzuführen, die die Dynamik der Familie verändern. Für ein qualitativ hochwertiges Leben ist es jedoch unerlässlich, Probleme im Zusammenhang mit der Krankheit aus dem Zentrum der eigenen Sorgen zu entfernen und aktiv Ressourcen in der Gemeinschaft zu suchen, die diese Isolation verringern können.

Eine Gemeinschaftsressource, die gut genutzt werden kann, ist die Behandlungseinrichtung, sei es für die Diskussion von Familienproblemen, das Halten von Vorträgen oder das Treffen von Selbsthilfegruppen.

Es gibt andere Gemeinschaftsressourcen, auf die die Familie zugreifen kann. Jedes Mitglied kann Orte und Veranstaltungen in der Stadt finden, die ihm guttun. Gabriel, der gerne schreibt, wurde von seinem Ergotherapeuten ermutigt, den Schreibworkshop in der Stadtbibliothek zu besuchen, was seinen Genesungsprozess sehr unterstützt hat. Seine Eltern gehen in die Kirche, aber sie haben auch Spaziergänge im Park gemacht und gehen gelegentlich ins Kino.

Francisca geht einmal pro Woche zum Kulturzentrum, um einen Mosaikkurs zu besuchen. Neben den Freundschaften, die sie in der Gruppe geschlossen hat und den angenehmen Stunden, die sie dort verbringt, besucht sie Ausstellungen und folgt dem Kulturprogramm der Stadt. Sie lädt sogar ihre Schwester zu einigen von ihnen ein.

Carlos hat im Krankenhaus gut Karten und Domino spielen gelernt und sich mit den Leuten angefreundet, die auf dem Platz in der Nähe seines Hauses spielen. Dies ist eine sehr angenehme Aktivität für ihn, und er fühlt sich wohl mit seinen Freunden auf dem Platz. Am Wochenende ist er Betreuer bei den Freizeitaktivitäten der Kinderschule in seiner Nachbarschaft. Er hat ein Händchen für Kinder und wird von ihnen respektiert, was sein Selbstwertgefühl stark verbessert.

Carlos' Mutter ist Teil einer Gruppe von Frauen, die sich samstags in einem Handwerksladen in ihrer Nachbarschaft zum Häkeln und Plaudern treffen. Sie produziert sehr schöne Stücke, die sie als Geschenke an Verwandte und Freunde gibt.

Dies sind einige Beispiele. Die Stadt bietet immer viele Ressourcen für ein gesundes und angenehmes Leben. Es ist wichtig für Familien zu verstehen, dass es nicht gesund ist, die Probleme der Schizophrenie immer an die erste Stelle zu setzen. Um die Krankheit gut bewältigen zu können, ist es notwendig, Aktivitäten zu suchen, die für jedes Familienmitglied gut sind. Es ist sehr hilfreich zu wissen, was die Stadt bieten kann, und zu versuchen, aus dem Haus zu kommen und sich zu integrieren in Gruppen mit anderen Menschen und Aktivitäten, um so Gleichgewicht und Wohlbefinden zu finden.

Für viele Menschen mit Schizophrenie ist der Ort der Behandlung der einzige Ort, an dem sie sich sozial verhalten können. Es ist normalerweise der Ort, an dem sie sich willkommen und respektvoll behandelt fühlen. Dies sollte jedoch nicht das ultimative Ziel eines therapeutischen Ansatzes sein. Die Wiederaufnahme von Aktivitäten in der Gemeinschaft kann für viele ein langsamer Prozess sein, und Aktivitäten mit der Familie tragen dazu bei, dass Menschen mit Schizophrenie im Laufe der Zeit Orte in der Stadt finden, an denen sie sich mit Leichtigkeit und Vertrauen bewegen können.

Eines der schwierigen Symptome, die bei Schizophrenie zu überwinden sind, ist die soziale Isolation, die oft auch andere Familienmitglieder betrifft. Ein wichtiger Schritt im Genesungsprozess ist die soziale Wiedereingliederung, die durch das Finden von Gemeinschaftsressourcen, die für jede Person gut sind, erfolgt. Das Einbinden oder Teilnehmen an sozialen Aktivitäten fördert Freundschaften und belebt die Fähigkeiten einer Person, die durch die Krankheit verdeckt wurden, und bringt neues Leben und Möglichkeiten in ihr Leben. Auch Familienmitglieder profitieren davon, die Ressourcen der Gemeinschaft zu nutzen, indem sie ein angenehmeres Leben und eine bessere Einstellung zur Bewältigung alltäglicher Probleme und Herausforderungen entwickeln.

Autonomie fördern

Eine Möglichkeit, der Person mit Schizophrenie zu helfen, sich in die familiäre Umgebung integriert zu fühlen, besteht darin, ihre Autonomie bei den täglichen Aufgaben zu fördern, mit denen sie effizient umgehen kann. Dies kann die Fähigkeit der Person, neuen Situationen zu begegnen, sehr fördern. Schauen wir uns ein Beispiel an, das Gabriel erlebt hat.

Gabriels Vater bat ihn, zur Bank zu gehen und eine Rechnung zu bezahlen, und hinterließ ihm die Bankkarte und das Passwort. Der junge Mann hatte noch nie den Geldautomaten der Bank benutzt, um Rechnungen zu bezahlen, und verbrachte den Tag mit Sorgen, er war sicher, dass er einen Fehler bei der Aufgabe machen würde, die sein Vater ihm zugewiesen hatte, und fühlte sich inkompetent.

Als sein Vater von der Arbeit nach Hause kam, fragte er Gabriel, ob er die Rechnung bezahlt hatte. Er rechtfertigte sich damit, dass er es aus Angst, einen Fehler zu machen, nicht getan hatte. Sein Vater war nicht wütend, sondern sprach ernsthaft mit ihm und sagte: „Sohn, diese Rechnung zu bezahlen war deine Verantwortung, wir können unseren Verantwortungen nicht entfliehen. Morgen wird deine Mutter mit dir zur Bank gehen und dir beibringen, wie man die Rechnung bezahlt."

Am nächsten Tag gingen Gabriel und seine Mutter zur Bank. Er achtete genau auf die Verfahren zur Bezahlung der Rechnung. Darüber hinaus konnte er beobachten, dass viele Menschen den Bankangestellten um Hilfe beim Gebrauch der Geldautomaten bitten. Er stellte fest, dass seine Angst, einen Fehler zu machen, übertrieben war. Als sein Vater am Abend ankam, war Gabriel zufrieden, dass er nun in der Lage war, seine Rechnungen bei der Bank zu bezahlen.

Von diesem Tag an begann Gabriel, alle Haushaltsrechnungen bei der Bank zu bezahlen, sogar Einzahlungen zu tätigen, Kontoauszüge zu erhalten und Geld abzuheben, wenn seine Mutter ihn darum bittet. Er genießt diese Aufgaben hauptsächlich, weil sie das Vertrauen repräsentieren, das sein Vater in ihn hat, um sich um eine wichtige Aktivität des Familienlebens zu kümmern.

Die Förderung der Autonomie der Person, die an Schizophrenie leidet, ist sehr wichtig, um das Selbstwertgefühl zu erhalten. Einige Aktivitäten erfordern möglicherweise eine Überwachung für einen bestimmten Zeitraum und können nach und nach an die Person übertragen werden, in Anerkennung ihrer Fähigkeiten. Die ausgewählten Aktivitäten hängen sehr stark von den Bedingungen und Fähigkeiten jeder Person ab, aber es ist immer möglich, diejenigen zu finden, die für den Moment am besten geeignet sind.

Das obige Beispiel mag einfach scheinen, aber es ist sehr bedeutend für jede Aufgabe. Cecília, eine der Autorinnen dieses Buches, begleitete zusammen mit Jorge die Koordination einer Gruppe von Aktivitäten der Brasilianischen Vereinigung von Familienmitgliedern, Freunden und Trägern von Schizophrenie (ABRE) für mehr als 2 Jahre, und nach und nach übergab sie die Aufgabe an Jorge, der heute in der Lage ist, sie zufriedenstellend auszuführen.

Diese Perspektive seitens der Familienmitglieder ist auch wichtig, damit die Person mit Schizophrenie im Laufe der Zeit sozial reintegriert werden kann, sich fähig fühlt und am Gemeinschaftsleben teilnimmt.

Wir haben in diesem Kapitel immer wieder auf die Bedeutung der Integration der Person mit Schizophrenie in die Familienstrukturen hingewiesen. Um die Autonomie zu fördern, ist es zunächst notwendig, dass die Familie selbst wahrnehmen kann, dass das Individuum größer ist als die Krankheit, so lähmend sie auch wirken mag. Wenn dies nicht geschieht, neigt die Person mit Schizophrenie dazu, sich mehr zu isolieren, und die Genesung wird beeinträchtigt. Der Kontakt mit Gesundheitsfachleuten und der Ort der Behandlung ist ein hervorragender Anreiz, die Autonomie des Patienten zu üben, die als Teil der Routine der Familie erhöht werden kann. Es ist nicht möglich, zunächst zu sagen, wie weit die Person gehen kann, aber sie wird sicherlich eine bessere Genesung machen, wenn sie täglich ermutigt wird.

Eine erfolgreiche Erfahrung

Die Geschichte einer Mutter

Bruno war das erste Kind in einer Familie mit vier Brüdern und Schwestern. Bis zu seiner Vorpubertät war er ein sanftes, zärtliches, sensibles, glückliches Kind, ein guter Schüler und sehr schüchtern. Musik war immer ein Kommunikationsmittel, das ihm half, seine Schüchternheit zu überwinden und eine Gruppe von alternativen Schulfreunden zusammenzubringen.

Erfahrungen mit Drogen waren für ihn nie positiv. Sie brachten keinen Trost oder Freude. Im Gegenteil, durch sie lernte er Traurigkeit und Depression kennen. Darüber hinaus konnten ihn auch nicht die solide wirkende Erziehung, die Familienstruktur, die Prinzipien, Werte und Liebe vor dem Abgrund bewahren, der auf ihn wartete.

Wir beobachteten als Fremde, ohne Zugang, ohne Sprache, ohne die geringste Ahnung, was uns erwartete. Das große Leiden war, ihn leiden zu sehen, seine Verwirrung, seine Unruhe, seine Spaltung, sein Unbehagen, und nicht zu wissen, worum es ging. Als die erste Schizophrenie-Diagnose kam, nach einer langen Pilgerfahrt zu medizinischen Spezialisten und Psychiatern, brachen wir, die Familienmitglieder, zusammen, weil wir bereits verwirrt waren und keine Kraft mehr hatten.

Sein Vater litt schon seit einiger Zeit an Parkinson, die Krankheit schritt sprunghaft voran. Das Leiden des Sohnes beschleunigte den Prozess. Die Veränderungen im Verhalten beider Männer wurden immer deutlicher.

Bruno wurde zu einem „Fremden", mit unerwarteten Reaktionen, misstrauischen Blicken, akustischen Halluzinationen und gequälten Schreien, dann kam seine Aggressivität. Es stand ein entscheidender Moment in seinem Leben bevor, die Wahl eines Berufs, des Weges nach vorne, der Zukunft. Wie viele Unsicherheiten und wie viel Unsicherheit!

Die Schwierigkeit der ersten Behandlung lag in den Nebenwirkungen der Medikamente, die den Symptomen der Krankheit des Vaters sehr ähnelten, insbesondere das Zittern in den Händen. Dann kam die Ablehnung von Hilfe, die Angst und die Verschlimmerung der Krankheit.

Nun hatte er seine erste psychotische Krise, die zu seiner ersten Krankenhauseinweisung führte. Die damals angewandten Methoden waren fast mittelalterlich, was uns veranlasste, ihn in eine andere Klinik außerhalb von São

Paulo zu verlegen, die nicht nur durch Medikamente in der idealen Dosis, sondern auch durch Arbeitsaktivitäten Heilung suchte. Es war der Weg, der sich öffnete und aufhellte.

Die Entfremdung von der Familie brachte jedoch allen viel Leid. Eltern und Geschwister benötigten eine Familientherapie, um die Teile zusammenzufügen und unseren lieben Bruno wieder willkommen zu heißen.

Als er schließlich wieder in die Familie integriert war, waren wir besser darauf vorbereitet, Schizophrenie zu verstehen und ihm zu helfen, in Harmonie mit seinem Schicksal zu leben. Darüber hinaus fanden wir so den richtigen Arzt, das richtige Medikament und die richtige Dosis. Die demütige Akzeptanz der Krankheit, die offenen Worte, die immer natürlichere Behandlung von Brüdern und Schwestern und Verwandten und vor allem die Liebe der Menschen um ihn herum waren der Weg zur Wiederaufnahme eines normalen Lebens.

Mit dem Schmerz über den Verlust seines Vaters kam das Verstehen, dass es notwendig war, sich gewissenhaft an das zu halten, was die Ärzte in der Behandlung festgelegt hatten, und die Medikamente nicht aufzugeben, damit die Ergebnisse gemessen werden konnten.

Dann kam die Arbeit. Die Unterbrechung des Studiums reduzierte die Alternativen, die ohnehin schon begrenzt waren. So begann Bruno, zu Hause zu helfen, und da er sich mit Computern auskannte, gab er mir wertvolle Unterstützung bei meiner Arbeit als Beraterin, die gerade erst begann. Dann arbeitete er als Küchenhilfe und in einer Papierrecyclingfabrik, auch als Büroassistent, bei der ersten Person, die an seine Fähigkeiten glaubte. Er entwickelte sich weiter und widmet heute seine Tage dem Studium, da er es im Alter von 44 Jahren geschafft hat, eine Universitätsaufnahmeprüfung zu bestehen, neben seiner ernsthaften Arbeit, wie jeder von uns. Darüber hinaus wird er dafür respektiert. Musik, Lesen, Kino und Familie werden immer seine Begleitung und seine Freude sein, und dieses Glück wird nun mit seiner Nichte vervollständigt, die nach und nach den großartigen Mann kennenlernt, der Onkel Bruno ist. Er und alle weiteren werden lernen, dass das Leben einfach und vollständig sein kann, aber ein Leben ist immer mit Würde zu leben. Das ist ihr Schicksal.

Wege zur Überwindung

Schizophrenie bringt neue und schwierige Probleme und Situationen in das Leben von Einzelpersonen und ihren Familien, für die es keine sofortige Lösung gibt. In den meisten Fällen verursacht Schizophrenie das Gefühl, dass es keinen Ausweg aus den enormen Schwierigkeiten gibt. Die Überwindung der Schizophrenie ist eine Entscheidung, die unabhängig vom

Krankheitsstadium oder der Krankheitsdauer getroffen werden kann. Das Vertrauen, dass es möglich ist, und ständig nach Wegen zur Verbesserung zu suchen, ist die angemessene Einstellung in Bezug auf die praktischen Herausforderungen, die die Schizophrenie stellt. Lösungen werden durch Lernen und Veränderung im Laufe der Zeit aufgebaut.

Als die Schizophrenie in Gabriels Leben auftrat, erwarteten die Familienmitglieder, dass er die Situation „natürlich" überwindet, wie eine jugendliche Krise. Selbst nach dem Besuch bei einem Psychiater hatten sie noch Zweifel und unterstützten die Behandlung nicht. Es war notwendig, diese Zweifel zu überwinden, damit die Behandlung effektiv umgesetzt werden konnte. Viele Familien überwinden diese Phase nicht, und als Folge bleibt die Person mit Schizophrenie lange Zeit ohne Behandlung, was zu einer Verschlechterung der familiären Beziehungen und zu einer schlechteren Entwicklung der Krankheit beiträgt.

Nachdem die Krankheit stabilisiert war, entschied Gabriel, die Behandlung zu beenden, und die Familie akzeptierte diese Entscheidung. Als Folge hatte er einen Rückfall und musste ins Krankenhaus eingeliefert werden. Diese Tatsache lehrte ihn und seine Familie, dass die Behandlung nicht vernachlässigt und die Medikation nicht abgesetzt werden darf. Jeder litt unter dieser Erfahrung, wuchs aber durch das Finden von Lösungen für die praktischen Probleme, die sie durchmachten. Viele Menschen mit Schizophrenie haben immer wieder Rückfälle, weil sie ihre Medikamente absetzen und keine Lösungen finden, wie Gabriels Familie sie gefunden hat.

Nach seiner Krankenhauseinweisung verbrachte er mehr als ein Jahr damit, große Anstrengungen zu unternehmen, um seine Schwierigkeiten zu überwinden. Es war für alle sehr schwierig, die Hoffnung zu bewahren und die Einschränkungen zu akzeptieren, die die Schizophrenie in sein Leben brachte. Während dieser Zeit konnte er jedoch auf große Unterstützung seiner Familie zählen, und nach und nach fand er einen Weg zurück in sein Leben. Viele Menschen mit Schizophrenie und ihre Familien geben den Versuch auf, praktische Schwierigkeiten zu überwinden, wenn sie keine Verbesserung der Krankheit sehen.

Überwindung ist ein Prozess, in dem jede Person und Familie auf das Vertrauen aufbauen, dass es bessere Wege gibt, mit Situationen umzugehen, und aus ihnen zu lernen. Dies erfordert die Akzeptanz der durch die Krankheit auferlegten Einschränkungen, aber auch Entschlossenheit, Hoffnung und Vertrauen in die Ressourcen, die sie auf dem Weg erwerben werden.

Die Überwindung der Schizophrenie bedeutet nicht, dass ihre Auswirkungen und Symptome vollständig verschwinden, denn das passiert selten, und man sollte seine Hoffnungen nicht zu hoch schrauben. Überwindung bedeutet, praktische, alltägliche Lösungen zu finden, um das zu verbessern, was möglich ist, und nach Wegen zu suchen, ein qualitativ hochwertiges Leben zu führen. Das ist eine realistische und mögliche Hoffnung.

Eine gute Lebensqualität ist das Hauptergebnis der Überwindung. Wir verstehen, dass Lebensqualität mehr ist als materieller Komfort und nach der Behandlung durch harmonische Familienbeziehungen, soziale Integration und ein produktives Leben gekennzeichnet ist. Diese Elemente sind sehr wichtig, damit das Leben einen Sinn hat. Die Akzeptanz der Krankheit, die Selbstfürsorge und die innere Ruhe werden nur durch diese Bedeutung erreicht, die jede Person für ihr eigenes Leben findet, in dem die Strategien und Veränderungen zur Überwindung der Schizophrenie auch für alle Menschen nützlich sind, die sich der Realität stellen, die das Leben ihnen vorlegt.

Vom Zusammenleben lernen

In diesem Kapitel haben wir verschiedene Themen vorgestellt, die wir für das familiäre Zusammenleben als grundlegend erachten. Wir haben versucht zu zeigen, dass Genesung und Überwindung mögliche Prozesse bei Vorliegen einer Schizophrenie sind, aber damit sie stattfinden können, ist das ständige Lernen in Bezug auf die täglichen Fragen der Familie grundlegend.

Schizophrenie ist eine chronische Krankheit und erfordert daher eine kontinuierliche Pflege. Ein wichtiger Unterschied zwischen dieser Störung und anderen organischen Krankheiten besteht darin, dass im Fall von Schizophrenie die Einnahme von Medikamenten oder die Einhaltung einer Diät nicht ausreicht, um die Krankheit unter Kontrolle zu halten. Neben der medikamentösen Pflege ist es notwendig, die Beziehungen zwischen den Familienmitgliedern zu pflegen, da diese Beziehungen die notwendige Unterstützung bieten, um Stabilität zu erreichen. Im Fall von Schizophrenie ist, wie bei allen chronischen Krankheiten, Lebensqualität keine Option: Sie ist eine Notwendigkeit.

Anhand einiger Beispiele haben wir Wege aufgezeigt, aus den Schwierigkeiten zu lernen und andere Optionen zu entwickeln, um mit den Problemen umzugehen, die die Schizophrenie mit sich bringt. Um dieses Problem zu überwinden, ist es notwendig, eine realistische Hoffnung aufrechtzuerhalten, die ständige Neubewertung und den Dialog mit sich bringt, was sich in einer verbesserten familiären Umgebung widerspiegelt.

Eine gute familiäre Beziehung kann erreicht werden, wenn die Familienmitglieder die Eigenschaften der Schizophrenie kennen. Dies ermöglicht es jedem Familienmitglied, individuelle Probleme auf eine Weise zu bearbeiten, die die Person mit Schizophrenie nicht stigmatisiert, abweist oder für Situationen verantwortlich macht, die sie nicht bewältigen kann. Aus dieser Perspektive fühlen sich die Familienmitglieder in der Lage und wohl dabei, bei den Prioritäten in der Behandlung der Person mit Schizophrenie zu helfen und so eine einladende Umgebung zu schaffen.

Die Erfahrung zeigt uns, dass Schizophrenie nicht die Hauptrolle im Leben der Menschen einnehmen muss. Jorge, einer der Autoren dieses Buches, durchlebte die Erfahrung, Symptome der Schizophrenie in allem zu identifizieren, was ihm passierte, und dies wurde zu einer Art, seine ungelösten Probleme in seinem eigenen Leben zu rechtfertigen. Es dauerte Jahre, bis er erkannte, dass die Krankheit viele Dinge in seiner Geschichte nicht rechtfertigt. Im Rahmen der Behandlung lernte er zu erkennen, wie die Krankheit in sein Leben eingreift und wie er mit seinen Einschränkungen umgehen kann, um deren Auswirkungen auf sein tägliches Leben zu minimieren. Auf diesem Weg des Lernprozesses war die Unterstützung seiner Familie im Laufe der Zeit unerlässlich.

Eine Änderung der Einstellung zur Schizophrenie ist immer möglich, egal welche Situation Sie durchlebt haben. Wir haben versucht, Elemente bereitzustellen, damit Sie, unser Leser, über Möglichkeiten nachdenken können, Ihre persönlichen Probleme zu betrachten. Wir hoffen, dass unsere Beiträge für Sie in Ihrem Familienleben nützlich sein werden.

7

Genesung und neue Perspektiven

Genesung

Schizophrenie ist eine Krankheit, die das Leben der betroffenen Person und ihrer Familie verändert. Wir verstehen, dass Genesung nicht bedeutet, zu einem Zustand vor dem Ausbruch der Krankheit zurückzukehren, sondern vielmehr zu lernen, mit der Störung zu leben und sowohl individuell als auch in der Familie Qualität zu leben. Aus dieser Perspektive zeigen wir, wie dieser Prozess bei Gabriel, Carlos und Francisca stattgefunden hat.

Die Genesung von Carlos

Schizophrenie trat in Carlos' Leben auf eine ernsthafte Weise auf, denn trotz Medikation hinderten die Symptome weiterhin seine familiären und sozialen Beziehungen, was zu Missverständnissen und Isolation führte. Diese Situation konnte nur mit einer spezifischen Behandlung für behandlungsresistente Schizophrenie umgangen werden. In Carlos' Fall führte die Krankheit jedoch zu Verlusten in wichtigen Bereichen seiner Funktionsfähigkeit. Genesung bestand für ihn aus einem Lernprozess, der auf den Stabilisierungsbedingungen basierte, die die Behandlung bot, zusammen mit der Kontrolle der Symptome.

Zu Beginn des Verlaufs seiner Behandlung war der Ort, an dem er behandelt wurde, der einzige öffentliche Raum, den Carlos frequentierte. Angesichts dieser Einschränkung des Lebens ermutigten ihn die

Gesundheitsfachleute und schufen Bedingungen, um sein soziales Netzwerk zu erweitern. Es ist wichtig zu bedenken, dass bestimmte Aktivitäten, die für die meisten Menschen einfach erscheinen, von der Person, die mit Schizophrenie lebt, große Anstrengungen erfordern können. Zum Beispiel kannte Carlos Herrn Fabio, den Zeitungsmann, seit Jahren, aber es kostete ihn viel Mühe, die Initiative zu ergreifen, mit ihm zu sprechen und ihn zu bitten, einige Zeitschriften von seinem Interesse anzuschauen. Dies war ein großer Schritt, der den Weg für andere größere Schritte ebnete, wie das Knüpfen von Freundschaften und das Fußballspielen mit Menschen vom Platz. Nach und nach zerstreute die Sozialisierung das negative Bild der Krankheit als etwas Gefährliches in der Gemeinschaft, und Carlos begann, am Wochenende als Betreuer in der Kinderschule des Viertels zu arbeiten.

Seine Familie hat sowohl durch Erfahrungen als auch durch den Dialog mit Gesundheitsfachleuten gelernt, dass er bestimmte Einschränkungen hat, die respektiert werden müssen und dass er in vielen Aspekten gepflegt werden muss. Darüber hinaus entdeckte Carlos auch neue Wege des Lebens und des Umgangs mit Menschen, reagierte auf die Aufnahme der Familie und fand seinen Platz in der Welt.

Das ist die Bedeutung von Carlos' Genesung: den Verlust von Referenzen dessen, was Realität ist, zu überwinden und seinen Raum unter den Menschen zu schaffen. Für diejenigen, die es von außen betrachten, scheint es, dass die Veränderungen klein waren, aber diejenigen, die eine Phase der völligen Desorientierung im Leben durchgemacht haben, können das wahre menschliche Wachstum verstehen, das dieser junge Mann während seiner Genesung erlebt hat.

In den letzten Jahren hat Carlos Malerei bei einer Ergotherapeutin gelernt, die eine Ausbildung in Kunst hat. Anfangs waren seine Gemälde nicht sehr ausdrucksstark, aber er hat von ihr ästhetische Vorstellungen und Maltechniken gelernt und das Potenzial entwickelt, von dem er bis dahin nicht wusste, dass er es hatte. Diese Therapeutin zeigte seine Arbeiten einem Spezialisten, der sein künstlerisches Talent erkannte und vorschlug, dass er einige seiner Gemälde in einer Kunstgalerie ausstellen sollte. Carlos fühlte sich zum ersten Mal seit sehr langer Zeit sehr erfüllt!

Genesung ist ein langer Weg, und jeder kann diesen Weg bauen, egal wie viele Krisen erlebt oder Schwierigkeiten bewältigt wurden. Was wirklich zählt, ist, bedeutungsvolle Beziehungen zu Menschen zu schaffen und wiederherzustellen und Dinge zu versuchen, die in Ihrer Reichweite liegen. Wir verstehen, dass die Themen, die für jeden, der versucht, gut zu leben, wichtig sind, auch für Menschen mit Schizophrenie wichtig sind.

Franciscas Genesung

Francisca war von Schizophrenie so betroffen, dass sie die Erfahrungen immer als real wahrnahm. Sie erlebte nie die Fremdheit, die ihr erlauben würde zu zweifeln, ob die Dinge wirklich geschehen oder nicht. Ihre Genesung basierte auf Veränderungen, die durch die Kontrolle der Symptome möglich waren, als sie nach mehreren Krisen begann, ihrem Vater zu vertrauen und zuzustimmen und die vorgeschlagene Behandlung zu befolgen.

Die Tatsache, dass Francisca nie akzeptierte, dass sie eine psychische Erkrankung hatte, führte dazu, dass sie immer versuchte, ihre Ideen ihren Familienmitgliedern aufzuzwingen. Da diese Gewissheiten das Ergebnis ihrer Symptome waren, behinderte dieser Prozess fast 2 Jahre lang familiäre und soziale Beziehungen und erforderte viel Geduld von ihren Eltern und ihrer Schwester, bis Francisca die Behandlung mit der Depotmedikation akzeptierte, die in Konsultationen mit dem Psychiater verabreicht wurde. Sie akzeptierte die Behandlung erst, als sie die aufrichtige Hingabe der Familie bemerkte und darauf vertraute, dass die Behandlung, die sie vorschlugen, gut für sie und für alle sein würde.

Die anderen Fachleute in der Klinik, in der Francisca behandelt wurde, erkannten ihre Schwierigkeiten, sich an den therapeutischen Plan zu halten, ermutigten sie, den Psychiater aufzusuchen, und empfahlen einen Mosaikkurs in einem Kulturzentrum. Da das Medikament monatlich verabreicht wurde, war seine Einnahme garantiert, was die Konflikte mit der Familie stark reduzierte. Die langwirksame Medikation ermöglicht stabile Behandlungsniveaus, die eine optimale Kontrolle der Krankheit und nahezu eine Remission der Symptome ermöglichen. Die Unterstützung der Familie und der Mosaikkurs ermöglichten es ihr, neue Freundschaften zu schließen; und damit begann Francisca, Wege zu finden, ihr Leben zu verbessern.

Im Kulturzentrum traf sie einen jungen Mann, Alexandre, und zwischen ihnen entstand schnell eine große Affinität. Nach einigen Monaten enger Freundschaft und gemeinsamer Freizeitaktivitäten begannen Francisca und Alexandre sich zu verabreden. Diese Beziehung brachte eine neue Farbe in Franciscas Leben, eine besondere Art des Austauschs, geprägt von gegenseitigen Gefühlen und Zuneigungen, die ihrem Leben eine neue Bedeutung gaben. Alle Schwierigkeiten, mit denen sie bis dahin gelebt hatte, wurden in ihrem Alltag weniger wichtig. Heute besucht Francisca andere Kurse, die im Kulturzentrum angeboten werden, nimmt am Familienleben mit ihrer Mutter und Schwester teil und teilt ihre intimen Gefühle mit ihrem Freund.

Franciscas Genesung zeigt, dass, wenn die Person sich nicht als krank versteht, es wichtig ist, Wege der Verhandlung zu suchen, um eine Bedeutung für die Behandlung zu finden, da sie vom Einzelnen nicht als notwendig wahrgenommen wird. Auf dieser Reise ist es wichtig, die Vertrauensbande zu bewahren; jedoch kann die Beziehung zur kranken Person schwierig sein. Vertrauen ist die Brücke zur Akzeptanz, da es einfacher ist, Menschen zuzustimmen, denen wir vertrauen.

Die Person, die nicht akzeptiert, dass sie an Schizophrenie leidet, weil sie nicht glaubt, dass sie krank ist, benötigt besondere Aufmerksamkeit, um die Behandlung zu befolgen und einen Genesungsprozess aufzubauen. Es ist wichtig zu verstehen, dass dies auch ein Symptom der Schizophrenie ist, das Pflege und Überwachung erfordert. Es gibt viele Leidende, die sich in diesem Zustand befinden, und Franciscas Geschichte ist ein Beispiel dafür, dass es mit der Pflege von Familie und Gesundheitsfachleuten möglich ist, schließlich einen Weg zur Genesung zu entdecken.

Gabriels Genesung

Gabriel hatte seinen Lebensweg durch Schizophrenie verändert, was ihn zu einer inneren Erfahrung voller Leiden führte und tiefe Spuren in seiner Art, die Welt zu sehen, hinterließ. Sein Weg zur Genesung, zusätzlich zur Behandlung und Kontrolle der Symptome, ging auch durch einen Prozess der Entdeckung seines Platzes im Leben und der Befreiung von dem Leiden, zu wissen, dass er wegen seiner psychischen Störung anders war als andere Menschen. Das Bewusstsein für die Krankheit kann für einige Betroffene eine sehr schwere Last sein. Dies war bei Gabriel der Fall.

Mit der Zeit baute Gabriel Beziehungen zu seinen Familienmitgliedern und Gesundheitsfachleuten auf, die es ihm ermöglichten, sein Leben zu führen. Seine Geschwister und Eltern lernten, wie sie ihm gegenüber aufnahmebereit sein konnten. Der Psychiater, Dr. Marcelo, war immer in der Lage, auf die Beschwerden und Probleme des jungen Mannes einzugehen und ihm Wege aufzuzeigen, die Erfahrungen zu verstehen und sich zu verbessern. Fatima, die Ergotherapeutin, half ihm, einige Aktivitäten beizubehalten und nach neuen zu suchen, und half ihm zu erkennen, wie wichtig diese Aktivitäten sind, um seinem Alltag einen Sinn zu geben. Sonia, die Psychologin, begleitete Gabriels Leidensprozess und half ihm, sich davon zu befreien, indem sie Möglichkeiten aufzeigte und als Unterstützung diente, damit diese Überwindung möglich wurde.

Gabriel verbrachte einige Zeit als Lehrling bei dem Zimmermann Herrn Agostinho, einem Mann mit Lebensweisheit, der ihn aufnahm und ihm gute Ratschläge gab, ihn davon überzeugte, wieder zu studieren. Sein Vater gab ihm die Aufgabe, sich um das Haushaltsbudget zu kümmern, sogar um die Bankzahlungen, was sehr dazu beitrug, sein Selbstwertgefühl wiederherzustellen. Gabriel entdeckte, dass er gut mit Zahlen umgehen konnte; nachdem er einige Einführungskurse in Statistik an der Hochschule seines Bruders besucht hatte, entschied er sich, einen Statistikkurs zu belegen. Er legte die Universitätsprüfung ab, bestand und konnte während des Kurses allmählich wieder seinen Platz in der Welt finden, mit neuen Freundschaften und der Fähigkeit, seine intellektuellen Schwierigkeiten zu überwinden.

Heute arbeitet Gabriel mit Statistik in einem Unternehmen, nutzt die praktischen Fähigkeiten, die er von Fatima gelernt hat, und den gesunden Menschenverstand, den er von Dr. Marcelo und Herrn Agostinho gelernt hat, und hat die innere Ruhe, die er mit Sonia aufgebaut hat, und die Verantwortung, die er von seinem Vater gelernt hat. Er ist ein guter Mitarbeiter und arbeitet mit Aktivitäten, die er gerne entwickelt. Er folgt regelmäßig seiner Behandlung, geht regelmäßig zum Psychiater und nimmt jeden Tag seine Medikamente ein.

Gabriels Genesung zeigt, dass Schizophrenie eine Krankheit, aber auch eine menschliche Erfahrung ist, die überwunden werden kann. Wenn wir alles nur als Symptome der Krankheit sehen, werden wir nicht in der Lage sein, andere Möglichkeiten zu sehen, die das Leben bietet. Gabriel ist einen langen Lernweg mit Schizophrenie gegangen und hat verstanden, wie er einen Weg für sein Leben finden kann. Das ist die Bedeutung von realistischer Hoffnung bei der Überwindung der Schwierigkeiten, die durch Schizophrenie auferlegt werden.

Einem Pfad folgen

F. P. Ich bin 32 Jahre alt und erhalte seit 10 Jahren Behandlung wegen Schizophrenie. Die Situation, die den Bedarf an Behandlung offensichtlich machte, trat Ende 1997 auf. Bis dahin führte ich ein relativ normales Leben und die Sensibilität, die ich hatte, begleitete mich seit meiner Kindheit.

Im Jahr 1994 wurde ich von einem multinationalen Unternehmen eingestellt und ich plante meine Zukunft. Ich konnte meine Beziehungen pflegen und meine Fähigkeiten auf absolut normale Weise entwickeln. 1996 begann ich mich beobachtet zu fühlen, und da ich richtig arbeitete, stellte ich mir vor, in irgendeiner Weise befördert zu werden. Anfangs motivierte mich dieser Kontext für einige Zeit. Darüber hinaus hatte ich eine intensive Liebesbeziehung, die voller positiver Elemente war, die ich jedoch abbrach, vielleicht aus Angst vor dem Erwachsenwerden.

Das Gefühl, beobachtet zu werden, und die Erwartung einer Beförderung, brachten mir stressige Momente. Seit 1994, als ich 18 Jahre alt war, lebte ich alleine, weit weg von meiner Familie. Ich fühlte einen von meinem Vater ausgehenden Druck, eine Universität zu besuchen, um das Studium fortzusetzen, das ich mit dem vollständigen technischen Kurs, den ich 1993 abgeschlossen hatte, begonnen hatte. Zu dieser Zeit wurde alles sehr intensiv. Die Zeitungen begannen über eine riesige Korruption unter brasilianischen Politikern zu berichten – „Die Zwerge des Budgets". Dieser Fall empörte mich so sehr, dass ich mit Freunden auf sehr intensive Weise sprach und sie vielleicht sogar erschreckte, weil ich bis dahin immer sehr ruhig und hoffnungsvoll gewesen war. Exorbitante nationale Interessen nahmen mir auch meine Ruhe. Es waren Probleme, die keine positiven Ergebnisse signalisierten; es waren und sind immer noch Ereignisse, bei denen die Täter selten bestraft und Probleme selten gelöst werden. Ich begann daher, einige Änderungen vorzunehmen, um meine Ruhe wiederzuerlangen, und ich beschloss, das Unternehmen zu verlassen, um mein Studium fortzusetzen und meiner Familie näher zu kommen.

Ich empfand immer enorme Bewunderung für meinen Vater, nicht nur weil er ein großartiger Vater war, sondern auch wegen seines humanitären, sozialen und beruflichen Charakters. Er war gegen meinen Rückzug aus dem Unternehmen. Das Gefühl des Hörens und das Gefühl, beobachtet zu werden und etwas Besonderes zu sein, endete nicht mit dem Rückzug. Zu dieser Zeit war die Fernsehmoderatorin Xuxa schwanger und die Assoziationen, die ich machte, provozierten in mir die Möglichkeit, der Vater des Kindes zu sein. Verwirrt und versuchend, diese Fragen individuell zu lösen, beschloss ich, in ein Flugzeug zu steigen, nur mit Dokumenten, und nach Rio de Janeiro zu gehen. Meine ganze Familie stammt aus diesem Bundesstaat, aber was ich suchte, war Xuxa. Ich lief viele Kilometer durch die Stadt und schlief auf den Straßen, während ich nach ihr suchte. Während des Gehens sah ich viele Ähnlichkeiten zwischen den Menschen auf der Straße und meiner Familie.

Es war Weihnachten 1997 und am 28. Dezember beschloss ich, meine Familie zu suchen. Ich ging zum Haus meiner mütterlichen Großmutter. Sie war erschrocken und kümmerte sich um mich. In der ersten Nacht träumte ich von meinen verstorbenen Großeltern väterlicherseits und als ich aufwachte, beschloss ich, meinen Vater anzurufen, der in einer ländlichen Gegend des Bundesstaates São Paulo lebte. Also ging ich los, um ihn in der Stadt Itu zu treffen. Mein Vater nahm an Psychotherapiesitzungen bei einem Arzt teil und beschloss, mich untersuchen zu lassen. Zu jeder Zeit war das Gefühl, etwas Besonderes zu sein und beobachtet zu werden, unglaublich intensiv. Dr. Ney verschrieb mir dann Medikamente und ich begann die Behandlung. Während ich bei meinem Vater lebte, hörte ich viel Musik und versuchte, die Aktivitäten zu machen, die er verlangte, aber es war sehr schwierig. Ich hörte gerne Beatles und John Lennon und mit der Musik kamen Botschaften, die mit meinen Gedanken in Verbindung standen. Ich meditierte die ganze Zeit über das Leben und ein einfaches totes Insekt würde mich in tiefes Nachdenken versetzen. Ich war in psychiatrischer Behandlung bei Dr. Ney und psychologischer Behandlung bei Dr. Miriam, die Dr. Ney empfohlen hatte.

Leider erkrankte mein Vater im Mai und starb an seinem Geburtstag im Juni 1998. Ich unterbrach meine Behandlung für 6 Monate. Ende 1998 legte ich die Universitätszugangsprüfung ab und begann 1999 mit dem Studium. Das sehr intensive Hören und die Assoziationen erschwerten die Aktivitäten, und der Psychologe empfahl mir, mein Studium Ende 1999 zu unterbrechen. Mit etwas technischer Erfahrung und nach fast einem Jahr Universität sah ich die Möglichkeit, Nachhilfe für Gymnasiasten zu geben, was ich bis 2002 tat. Im Mai 2001 starb meine Großmutter mütterlicherseits. Ende 2002 beschloss ich, die Universitätszugangsprüfung erneut abzulegen, und begann das Studium 2003.

In Momenten mit mehr oder weniger intensiven Symptomen sagte ich mir, dass ich dieses Mal nicht aufgeben würde, und das tat ich auch nicht. Das letzte Jahr des Studiums 2006 war sehr schwierig. Die Bindung von Freundschaften im College endete und das störte mich. Im Januar 2007 machte ich meinen Abschluss und dachte bereits über neue Freundschaften nach, die ich knüpfen könnte. Ich begann im März 2007 einen Aufbaustudiengang und habe bereits neue und gute Freundschaften geschlossen. Heute lebe ich weiterhin mit den Symptomen, unter Behandlung; wenn sie intensiver werden, sorgt die psychiatrische und psychologische Nachsorge dafür, dass eine positivere Interpretation von ihnen überwiegt.

Medikamente: Neue Perspektiven

Heute gibt es weltweit große Investitionen von staatlichen Forschungsagenturen und der Pharmaindustrie zur Entwicklung neuer Medikamente. Bis jetzt wirken alle kommerziell erhältlichen antipsychotischen Medikamente auf das System eines Neurotransmitters namens Dopamin (eines der Elemente der Informationsübertragung im Gehirn). Diese Medikamente wirken gut, um sogenannte positive Symptome, wie Halluzinationen und Wahnvorstellungen, zu reduzieren und weitere akute Krankheitsepisoden zu verhindern. Sie sind jedoch weniger wirksam bei sogenannten negativen Symptomen, wie Isolation und Schwierigkeiten im sozialen Kontakt. Es wird viel geforscht, um Medikamente zu entwickeln, die auf andere

Gehirnübertragungssysteme wie Glutamat wirken, und diese Medikamente könnten wirksamer bei negativen Symptomen sein.

Einige Patienten zeigen kognitive Schwierigkeiten, wie Probleme beim Konzentrieren, beim Behalten von Informationen im Gedächtnis und bei der Koordination der Planung einer Aufgabe. Diese Veränderungen erschweren das tägliche Leben, sogar die Einhaltung der Medikation und die Nachsorge der Therapie. Eine Reihe von Medikamenten wird genau zu dem Zweck entwickelt, die kognitive Leistung bei Menschen mit Schizophrenie zu verbessern.

Andere Forschungen konzentrieren sich auf die Erprobung von Medikamenten, die entwickelt wurden, um Gehirnprozesse zu verhindern, die zur Chronizität der Krankheit führen, sogenannte neuroprotektive Medikamente. Wenn diese neue Klasse von Medikamenten erfolgreich ist, könnten sie besonders nützlich in den frühen Stadien der Krankheit oder sogar in der Zeit vor den ersten Anzeichen sein, bevor alle Symptome der Störung manifest sind.

Heute verwendet der Psychiater die verfügbaren Medikamente, zu denen die Person Zugang hat, insbesondere jene, die man kostenlos in den staatlichen Apotheken bekommen kann. Viele Fortschritte werden gemacht und sollten die Behandlung in naher Zukunft unterstützen, aber wir müssen uns daran erinnern, dass die derzeit zur Behandlung von Schizophrenie verfügbaren Medikamente bereits eine große Errungenschaft sind, aber leider nicht für alle zugänglich sind. Es ist grundlegend, dass die Patienten und ihre Familien ihre Wirkungen kennen, damit sie dem Arzt und den Therapeuten helfen können, die beste Option für jeden Fall zu finden.

Frühe Behandlung

Cristiano Noto—Psychiater In den letzten Jahrzehnten hat es weltweit eine Bewegung gegeben, den frühen Stadien der Krankheit mehr Aufmerksamkeit zu schenken. Wie in praktisch allen Bereichen der Medizin haben wir begonnen zu erkennen, dass die Behandlung von Schizophrenie in einer entschlosseneren Weise seit dem Auftreten der ersten Symptome häufig eine negative und verschlechternde Entwicklung verhindert. Genau wie wir wissen, dass die Diagnose und Behandlung eines frühen Krebses zu einer viel höheren Erfolgsrate führt als die Behandlung eines Krebses mit Metastasen, bringt die Behandlung von Schizophrenie im ersten Anfall Möglichkeit, die kognitiven Defizite und funktionalen Einschränkungen im Träger der Erkrankung am Fortschreiten zu hindern. Es sind dies Einschränkungen, die oft bei denen gesehen werden, die jahrelang krank sind, aber ohne angemessene Behandlung bleiben.

Im Falle von Schizophrenie werden die ersten Jahre nach dem Auftreten der Symptome als „kritischer Zeitraum" bezeichnet. In dieser Phase treten die Krisen intensiver und häufiger auf. Genau aus diesem Grund treten in dieser Phase die tragischsten Ergebnisse auf, wie Selbstmord oder Gewaltausbrüche. Aus dieser Wahrnehmung heraus wurde die Notwendigkeit einer spezifischen Behandlung für den ersten Anfall klar.

Die erste Herausforderung bei der Umsetzung dieser Behandlung besteht darin, eine frühzeitige Diagnose zu erhalten. Wir wissen, dass eine Person im Durchschnitt bis zu 8 Monate mit psychotischen Symptomen verbringt, bevor sie irgendeine Behandlung erhält. Der zweite Schritt besteht darin, eine intensive Behandlung anzubieten, die auf die Kontrolle der Symptome, die Wiederaufnahme persönlicher Projekte und die Vermeidung von Rückfällen abzielt. Die Erstanfall-Kliniken, die in Brasilien leider noch praktisch nicht existieren, arbeiten mit multidisziplinären Teams und verwenden niedrigere Medikamentendosen (Patienten sind zu Beginn der Krankheit empfindlicher). Es wird mit den Patienten und ihren Familien intensiv psychoedukativ bearbeitet. Dies ist nichts anderes als Informationen über Schizophrenie und deren Behandlung zu präsentieren, um allen zu helfen, die Risiken und die Schwere der Krankheit zu verstehen sowie die grundlegende Rolle der Behandlung im Prozess ihrer Überwindung.

Wir wissen bereits, dass die Zentren, die diese Art von intensiverer Behandlung durchführen, niedrigere Hospitalisierungsraten und höhere Zufriedenheits- und Funktionsniveaus der Benutzer aufweisen. Darüber hinaus sind sie wirtschaftlich rentabel. Das Problem ist, dass Frühinterventionsstrategien denen mehr helfen, die die Krankheit erst seit kurzer Zeit haben, was für uns ein „Fenster der Gelegenheit" zur Handlung darstellt. Daher müssen wir den ersten psychotischen Anfall häufiger als eine Notsituation ansehen, die so schnell wie möglich behandelt werden muss.

Zusammen wird der Weg leichter

Bis jetzt haben wir die Fortschritte in der Wissenschaft in Bezug auf Schizophrenie und die Reisen unserer Protagonisten zur Genesung vorgestellt. Wir haben die Bedeutung der Unterstützung durch die Familie betont, weil wir wissen, dass die Probleme, mit denen Familienmitglieder von Menschen mit Schizophrenie konfrontiert sind, ebenfalls komplex und zentral für die Genesung ihrer Angehörigen sind.

Bis jetzt haben wir gesehen, wie die Verwandten von Gabriel, Carlos und Francisca gelernt haben, mit den Höhen und Tiefen der Krankheit umzugehen, und Wege gefunden haben, sich näher zu kommen, um sie besser zu verstehen. Jedoch tauchen im Laufe des Familienlebens neue Zweifel und Sorgen auf, wie zum Beispiel Fragen zur Zukunft ihrer Kinder. Die Familienmitglieder unserer Protagonisten fanden Wege, ihre Probleme in Unterstützungsgruppen bei Treffen zu teilen, die von Familienverbänden in ihrer Stadt gefördert wurden. In diesen Austauschräumen verstanden sie auch, dass es genauso wichtig ist, die Behandlung fortzusetzen und Informationen über neue Perspektiven zu suchen wie sich zu treffen, um Erfahrungen auszutauschen, sich gegenseitig zu unterstützen und Rechte zu verteidigen. In diesen Treffen fanden die Familienmitglieder unserer Protagonisten:

- andere Familienmitglieder mit ähnlichen Geschichten und kreativen Lösungen für Schwierigkeiten;
- Familienmitglieder mit sehr unterschiedlichen Geschichten und akuteren oder komplizierteren Problemen, was ihnen half zu sehen, dass sie Ressourcen haben, um diesen einsamen, erschöpften und hoffnungslosen Menschen zu helfen;
- Fachleute, von denen sie verschiedene Aspekte des Lebens mit Krankheit und Gesundheitsversorgung lernen können;
- Freunde, mit denen sie gute und schlechte Zeiten teilen können;
- Alternativen für Aktivitäten in der Gemeinschaft;
- Informationen über bestehende Behandlungen, über die Funktionsweise des öffentlichen Netzwerks für psychische Gesundheitsversorgung und über die Rechte und Vorteile von Menschen mit psychischen Störungen.

Angesichts der Herausforderungen der Schizophrenie müssen Isolation, Scham und Gefühle der Ohnmacht überwunden werden. Viele Probleme, mit denen eine Familie konfrontiert ist, können leichter und effektiver gelöst werden, wenn sie mit anderen geteilt werden, die sich in ähnlichen Situationen befinden.

Die Erfahrung der Autoren dieses Buches bei der Organisation eines Verbandes von Menschen, die mit Schizophrenie leben, und Familienmitgliedern seit 2002 ist, dass wir gemeinsam stärker sind, um praktische Probleme zu bewältigen, negative Gefühle loszuwerden und Schizophrenie zu verstehen und zu akzeptieren. Gemeinsam können Fachleute, Familienmitglieder und Menschen mit Schizophrenie sich gegenseitig helfen, um Wege nach vorne zu finden und neue Verständnisse und Lösungen für die Herausforderungen zu entwickeln, die die Schizophrenie stellt.

Der gegenwärtige Moment ist der einer großen Veränderung in der psychischen Gesundheitsversorgung in Brasilien, weshalb es so wichtig ist, neue Ansätze zur Behandlung zu fördern und erfolgreiche Erfahrungen unter Familienmitgliedern, Menschen mit Schizophrenie und Gesundheitsfachleuten in ganz Brasilien zu verbreiten. Diese gemeinsame Arbeit wird es ermöglichen, dass Fortschritte im Wissen zu Praktiken werden, die die Landschaft der Schizophrenie in Brasilien verändern werden.

Teilnahme und Fürsprache

Schizophrenie erfordert, wie alle langfristigen Krankheiten, eine kontinuierliche Behandlung für den Patienten und Unterstützung für die Familie, damit sie alle Ressourcen entwickeln können, um ihre Herausforderungen und Schwierigkeiten zu bewältigen. Ein großer Teil der Schwierigkeiten ist jedoch nicht auf die Krankheit selbst zurückzuführen, sondern auf mangelndes Wissen, Vorurteile und fehlende Ressourcen für Behandlung im öffentlichen Netzwerk. In diesem Sinne ist es wichtig, dass Patienten und Familien mehr über ihre Rechte wissen und fordern, dass diese erfüllt werden.

Brasilien hat eine nationale Gesundheitspolitik, die durch spezifische Gesetzgebung umgesetzt wird. Familienmitglieder und Patienten können und sollten mehr über diese Politik – ihre Gesetze, Vorschriften, Daten und Dienstleistungen – erfahren, indem sie die Website des Gesundheitsministeriums aufrufen.

Familienmitglieder können auch eine Stimme in den täglichen Entscheidungen des Gesundheitssystems in ihrer Gemeinde haben, indem sie an Gesundheitsräten teilnehmen. Es gibt viele Möglichkeiten zur Teilnahme: zu wissen, was in der Gemeinde passiert, Ressourcen zu fordern und sich mit anderen zusammenzuschließen, um Verbesserungen und Veränderungen zu fordern, sind alles Beispiele für bürgerliches Engagement in diesem Bereich.

Heute arbeiten in Brasilien Dutzende von Gruppen und Vereinigungen daran, sicherzustellen, dass Menschen mit psychischen Störungen eine würdige Behandlung und Unterstützung in ihren Gemeinden erhalten. In diesem Buch haben wir die Arbeit der Brasilianischen Vereinigung der Familien, Freunde und Menschen mit Schizophrenie (ABRE) vorgestellt, um zu veranschaulichen, wie zivilgesellschaftliche Organisationen sich zusammenschließen können, um Veränderungen in der Gemeinschaft herbeizuführen.

ABRE, gegründet in São Paulo im Jahr 2002 von einer Gruppe von Menschen mit Schizophrenie, Verwandten und Freunden, betont Aktionen, die es ihren Mitgliedern ermöglichen, einen Dialog mit allen, die Verbindungen zur Krankheit haben, zu führen. Zu ihren Hauptaktivitäten gehören Unterstützungsgruppen für Familienmitglieder und Menschen mit Schizophrenie; öffentliche Treffen, um über Fragen im Zusammenhang mit Schizophrenie zu sprechen, mit der Teilnahme von Fachleuten, Familienmitgliedern und Menschen mit Schizophrenie; und Information durch Newsletter, Bulletins, gedruckte Materialien und eine Website (www.abrebrasil.org.br).

Darüber hinaus hat ABRE ein Netzwerk des Austauschs, der Unterstützung und der Verteidigung von Rechten mit anderen Vereinigungen und brasilianischen und internationalen Bewegungen aufgebaut, stärkt Aktionen in Partnerschaft und verbreitet Informationen und Hoffnung an Menschen, Gruppen und verwandte Vereinigungen in Brasilien und Lateinamerika.

Dieses Buch ist auch eine Initiative, die darauf abzielt, Menschen, die von Schizophrenie betroffen sind, zu helfen, Kraft zu gewinnen, um Isolation zu überwinden und Stigma gegenüber der Krankheit und psychischen Störungen im Allgemeinen zu bekämpfen. Wir möchten Erfahrungen austauschen und Menschen ermutigen, ihre Gemeinden kennenzulernen, zu unterstützen und in ihnen zu handeln, indem sie die bereits bestehenden Verbindungen stärken.

Die Zukunft: Früherkennung

Eine der innovativen Forschungsrichtungen im Zusammenhang mit Schizophrenie widmet sich der Erkennung des Krankheitsbeginns in seinen frühen Stadien, auch als Prodrome bezeichnet. Wenn eine Erkennung möglich ist, kann der Beginn der Behandlung die Chancen einer ersten Krise erheblich verringern, den Verlust von Beziehungen der Person vermeiden und die Auswirkungen der Krankheit auf das Gehirn minimieren, was die Prognose der Schizophrenie erheblich verbessert.

Nun ist bekannt, dass es vor dem Auftreten der Schizophrenie eine spezifische Reihe von Veränderungen in der Funktionsweise der Person gibt. Das Vorhandensein dieser Veränderungen bedeutet nicht, dass die Krankheit auftreten wird, sondern dass die Person ein hohes Risiko hat, an Schizophrenie zu erkranken. Was haben Wissenschaftler getan? Sie haben aufwendige Tests entwickelt, die diese Veränderungen erkennen, und sie bei jungen Menschen in der Altersgruppe von 16 bis 25 Jahren angewendet, in der die Schizophrenie normalerweise auftritt. Diejenigen, die ein hohes Risiko haben, werden gebeten, regelmäßig zur Nachuntersuchung zu erscheinen, ohne Medikamente zu verwenden. Menschen in dieser Gruppe, die die ersten Symptome der Schizophrenie zeigen, beginnen mit der Behandlung bei Krankheitsbeginn.

Die Früherkennung in der Allgemeinbevölkerung ist ein sehr aufwendiger Prozess; es erfordert das Interviewen und Testen vieler Menschen, um nur wenige zu finden, die Gefahr laufen, die Krankheit zu entwickeln. Diese Art von Forschung ist aus zwei Gründen gerechtfertigt: Frühes Monitoring bei Schizophrenie kann Menschen helfen, eine bessere Zukunft mit weniger Leiden zu haben, und Fortschritte in dieser Forschung können zukünftigen Ärzten das Wissen und die Verfahren zur Erkennung von Schizophrenie in einem frühen Stadium bei ihren Patienten vermitteln.

Ein weiterer Forschungszweig, der mit der Früherkennung zusammenhängt, ist die Entwicklung von neuroprotektiven Medikamenten, die die Gehirnprozesse verhindern, die ihrerseits das Gehirn der Person mit Schizophrenie beeinträchtigen. Wenn diese Medikamente wirken, wird es in der Zukunft möglich sein, Verfahren zur Verhinderung der Krankheit zu entwickeln.

Ein sehr positiver Aspekt dieser Studien zur Früherkennung ist, dass sie von Bildungsarbeit mit jungen Menschen über die Bedeutung der psychischen Gesundheit begleitet werden. Es wird daher gehofft, dass sie lernen, dass Schizophrenie eine Krankheit ist, dass sie behandelt werden kann und dass dieses Verständnis das von Betroffenen erlebte Vorurteil und die Diskriminierung verringern wird.

Heute können wir eine bessere Zukunft für Menschen erahnen, die möglicherweise an Schizophrenie leiden, indem sie in den frühen Stadien der Krankheit durch immer wirksamere und schützende Medikamente akzeptiert und behandelt werden. Dies ist die große Investition der Wissenschaftler, um neue Wege zur Behandlung und Minimierung der Auswirkungen der Krankheit zu entdecken.

Perspektiven

Fortschritte im wissenschaftlichen Verständnis der Schizophrenie und mögliche Alternativen für die Genesung bieten neue Perspektiven für ein weiteres Verständnis und die Behandlung der Krankheit. Wir haben versucht, einige Schlüsselerkenntnisse für das Verständnis der Schizophrenie in einer eingängigen Sprache darzustellen. Wir glauben, dass dieses neue

Wissen dazu beitragen kann, die Behandlung zu verbessern und das Vorurteil in Bezug auf psychische Störungen zu verringern.

Große Fortschritte in der Arzneimittelentwicklung können das Leben von Menschen mit Schizophrenie verbessern und bieten eine ermutigende Aussicht für die Zukunft; dafür müssen Medikamente und psychosoziale Interventionen auf konsistente und koordinierte Weise bereitgestellt werden.

Um integrierte und sozial verantwortliche Praktiken zu generieren, muss wissenschaftliches Wissen den Dialog zwischen den verschiedenen Gesundheitsfachleuten und zwischen Fachleuten, Patienten und ihren Familien fördern. In diesem Sinne haben wir auch beschrieben, wie Familienmitglieder und Menschen, die mit Schizophrenie leben, sich organisieren können, um auf aktuelle Behandlungen zuzugreifen und sich in die Gemeinschaft zu integrieren, sei es durch gegenseitige Hilfe, Gruppen oder Teilnahme an Bewegungen zur Verteidigung ihrer Rechte.

Realistische Hoffnung

In diesem Buch haben wir versucht, verschiedene Aspekte der Schizophrenie zu beleuchten, Verhaltensweisen und Überzeugungen zu erläutern, die für Sie, unseren Leser, nützlich sein werden. Es muss gesagt werden, dass das Schreiben des Buches viel Dialog zwischen den Autoren erfordert hat, Verhandlungen zwischen unseren unterschiedlichen Standpunkten und gelegentlich das Überwinden von Meinungsverschiedenheiten, um Übereinstimmungen zu erzielen, ähnlich wie es im Verlauf der Auseinandersetzung mit der Krankheit geschieht, in der Erfahrung der Person, die mit Schizophrenie lebt, und zwischen ihnen und den anderen Beteiligten. Dieser Prozess hat uns auch Wachstum ermöglicht. Wir hoffen, dass dieses Buch dazu beitragen wird, die erfahrungsbasierten Aspekte der Schizophrenie zu klären und die Lebensqualität sowohl von Ihnen, unserem Leser, als auch von Ihren Familienmitgliedern zu verbessern.

Eines unserer Ziele war es, Themen und Situationen zu präsentieren, in denen sich unsere Leser wiedererkennen können, die menschliche Seite des Lebens mit Schizophrenie zu visualisieren, denn wir wissen, dass dies eine große Schwierigkeit ist. Ein weiteres Ziel bestand darin, unsere Leser dazu einzuladen, ihre eigenen spezifischen Probleme kennenzulernen. Es ist wichtig, uns selbst als Ausgangspunkt zu erkennen, damit wir versuchen können, die individuellen Probleme, mit denen wir leben, die Wege und die Lösungen zu verstehen.

Die Geschichten von Gabriel, Carlos und Francisca, ihren Familien und Freunden basieren auf Menschen, mit denen wir gelebt haben. Wir wussten von Anfang an, dass wir nicht alle Geschichten, die wir kannten, berücksichtigen könnten, daher haben wir uns von der realistischen Hoffnung leiten lassen, einige mögliche Wege aufzuzeigen. Was ist aber diese Hoffnung? Es ist sicherlich nicht die Hoffnung, dass sich eines Tages alles ändern wird, denn diese Haltung hindert uns daran, aktiv zu werden. Angesichts einer so komplexen Krankheit hegen viele Menschen die Hoffnung, dass die Medizin eines Tages ein Heilmittel für die Schizophrenie finden wird, aber sie unternehmen keinen Schritt, ihre Situation angesichts der Krankheit zu ändern. Realistische Hoffnung ist nicht passiv und wartet nicht nur ab, sondern zeigt sich in der ständigen Suche nach Verbesserung und Problemlösung, das heißt, sie basiert auf der Gewissheit, dass die Zukunft durch die Veränderungen, die wir in der Welt, zu der wir gehören, vornehmen können, besser sein kann.

Wir sind uns der realen Schwierigkeiten bewusst, denen sich viele Menschen mit Schizophrenie und ihre Familien in ihrem täglichen Leben gegenübersehen, und suchen daher nach Verständnis, das auf unserer Erfahrung basiert, und weisen auf mögliche Wege für diejenigen hin, die an der Krankheit leiden, denn die enormen Schwierigkeiten und Probleme, die Menschen erleben, machen sie oft zu Gefangenen der Krankheit und hindern sie daran, Alternativen zu erkennen.

Wir hoffen aufrichtig, dass unsere Arbeit dazu beitragen kann, den Dialog zwischen allen Beteiligten und Interessierten an der Thematik der Schizophrenie zu fördern. Viele Schwierigkeiten können nur überwunden werden, wenn wir in der Lage sind, die Welt durch die Augen des anderen zu sehen, um die Gründe und Ursachen für ihre Einstellungen und Verhaltensweisen zu verstehen. Es ist eine notwendige und ständige Übung bei der Schizophrenie, entweder um zu verstehen, was mit der Person passiert, oder damit sie verstehen kann, dass Gesundheitsfachleute und Familienmitglieder das beste Leben für sie wollen. Dies ist die wahre Aufgabe des Dialogs.

Brasilien konsolidiert derzeit die Behandlung von psychischen Störungen in der Gemeinschaft und lässt das Modell der Ausgrenzung, das durch lange Krankenhausaufenthalte für Krankheiten wie die Schizophrenie repräsentiert wird, hinter sich. Wir glauben, dass dieses Buch dazu beiträgt, diese Krankheit den Menschen zu verdeutlichen, damit die Formen der Behandlung nach den Bedingungen jeder Gemeinschaft und jeder Person bestmöglich sind.

Wir sind uns bewusst, dass wir das Thema nicht erschöpfend dargestellt haben. Viele Geschichten unterscheiden sich von denen, die in diesem Buch erzählt werden, und selbst diejenigen, die in den Lebenswegen von Gabriel, Francisca, Carlos und ihren Verwandten sehr ähnliche eigene Geschichten erkannt haben, werden andere Fragen haben, die in diesem Buch nicht behandelt wurden. Da wir die Bedeutung von qualitativ hochwertigen Informationen und dem Zuhören unserer Leser erkennen, haben wir ein Team gebildet, das eine Psychoedukationsseite über Schizophrenie im Internet betreut, auf der wir das Konzept unseres Buches erweitern und diese psychische Störung weiter diskutieren möchten.

Besuchen Sie uns!

https://web.facebook.com/proesqunifesp
https://web.facebook.com/abre.esquizofrenia
www.abrebrasil.org.br

Anhang

Links zu Websites, Diensten, Projekten, Vereinigungen, Publikationen und anderen

Schizophrenie-Vereinigungen

Schizophrenie & Psychosis Action Alliance https://sczaction.org
Schizophrenie Gesellschaft von Kanada – www.schizophrenia.ca
Schizophrenie Forschungsgesellschaft – https://schizophreniaresearchsociety.org
Schizophrenie Forschungsforum – https://www.schizophreniaforum.org
ABRE – Associação Brasileira de Familiares, Amigos e Pessoas com Esquizofrenia (Brasil)
www.abrebrasil.org.br
https://www.facebook.com/abre.esquizofrenia/
https://www.youtube.com/channel/UCuvKuOcksakBEvDJJEBfL7g

Vereinigungen für psychische Gesundheit

USA

Mental Health America: https://mhanational.org/issues/mental-health-rights
Diese Gruppe konzentriert sich auf die Rechte von Menschen mit psychischen Erkrankungen.

NIMH – National Institute of Mental Health
RAISE Ressourcen für Patienten und Familien
https://www.nimh.nih.gov/health/topics/schizophrenia/raise/raise-resources-for-patients-and-families
NAMI – National Alliance for the Mentally Ill – https://www.nami.org
Active Minds – https://www.activeminds.org
Changing the conversation about Mental Health
AOT – Treatment Advocacy Center – https://www.treatmentadvocacycenter.org/family-and-loved-ones
Eliminating Barriers to the Treatment of Mental Illness
AFSP – American Foundation for Suicide Prevention – https://afsp.org

International

Clubhouse International - https://clubhouse-intl.org

EUFAMI – Europäische Föderation der Vereinigungen von Familien von Menschen mit psychischen Erkrankungen – www.eufami.org

ISPS - Die Internationale Gesellschaft für psychologische und soziale Ansätze für Psychosen
http://www.isps.org

Mental Health Foundation of New Zealand – https://mentalhealth.org.nz

MIND – https://www.mind.org.uk

SANE (Australien) – www.sane.org

WFMH – World Federation for Mental Health – https://wfmh.global

Blogs, Online-Gemeinschaften und Videos

Überwindung der Schizophrenie https://overcomingschizophrenia.blogspot.com/
Geschrieben von Ashley Smith, einer Fürsprecherin, Autorin und Rednerin.

Facebook
Ressourcen: https://www.facebook.com/SchizophreniaSupport/

Intervoice
Verbindung von Menschen und Ideen in der Bewegung der Stimmenhörer
https://www.intervoiceonline.org/#content

WebMD Erste-Person-Bericht Videos
https://vimeopro.com/user23094934/consumer-and-family-portal/page/1?

TED **Videos**

Was ist Schizophrenie?
Anees Bahji hat dies für TED-Ed, die Jugend- und Bildungsinitiative von TED, produziert. Regie führte Artrake Studio, erzählt von Susan Zimmerman, Musik von Stephen LaRosa.
https://www.ted.com/talks/anees_bahji_what_is_schizophrenia

Eine Geschichte von geistiger Krankheit – von innen
Ely Sacks TED Talk (2012)
https://www.ted.com/talks/elyn_saks_a_tale_of_mental_illness_from_the_inside

Die Stimmen in meinem Kopf
Eleanor Longden TED Talk (2013)
https://www.ted.com/talks/eleanor_longden_the_voices_in_my_head#t-668263

Mitgefühl für Stimmen: Eine Geschichte von Mut und Hoffnung
Ein Film über den mitfühlenden Umgang mit Stimmen (2016)
https://www.youtube.com/watch?v=hPgFfYoUJCk

Bücher über Schizophrenie

Berichte aus erster Hand und von Familien
Operatoren und Dinge: Das innere Leben eines Schizophrenen
Barbara O'Brien
Silver Birch Press, 2011 (1. Auflage 1958)

Ich habe dir nie einen Rosengarten versprochen
Hannah Green
St. Martin's Paperbacks; Nachdruck 2008 (1. Auflage 1964)

Ein Engel an meinem Tisch: Die vollständige Autobiographie
Janet Frame
Counterpoint; Nachdruckausgabe, 2016
Diese Einzelausgabe versammelt die drei Bände von Janet Frames Autobiographie – *Zur Is-Land* (1983), *Ein Engel an meinem Tisch* (1984) und *Der Gesandte aus der Spiegelstadt* (1985)

Willkommen, Stille: Mein Triumph über die Schizophrenie
Carol North
CSS Publishing, 2003 (1. Auflage 1987)
Das stille Zimmer: Eine Reise aus der Qual des Wahnsinns
Lory Schiller
Grand Central Publishing, 2008 (1. Auflage 1994)

Der Tag, an dem die Stimmen aufhörten
Ken Steele
Basic Books; Überarbeitete Ausgabe, 2002
Geteilte Seelen: Zwillingsschwestern und ihre Reise durch die Schizophrenie
Pamela Spiro Wagner & Carolyn Spiro
St. Martin's Griffin, 2006
Me, myself, and them: a firsthand account *and young person's experience with schizophrenia*
Kurt Snyder, Raquel E. Gur et al.
Oxford University Press; 2007

Das Zentrum kann nicht halten: meine Reise durch den Wahnsinn
Elyn R. Sacks
Hachette Bücher, 2007 (Nachdruckausgabe, 2008)
Ben hinter seinen Stimmen: die Reise einer Familie vom Chaos der Schizophrenie zur Hoffnung
Randye Kaye
Rowman & Littlefield Verlag, 2011

Henrys Dämonen – Leben mit Schizophrenie: Vater und Sohn erzählen ihre Geschichte
Henry Cockburn & Patrick Cockburn
Scribner, 2011

Die gesammelten Schizophrenien: Essays
Esmé Weijun Wang
Graywolf Press, 2019

Das Herzland: Finden und Verlieren von Schizophrenie
Nathan Filer
Faber & Faber, 2019
Der Rand jeden Tages: Skizzen von Schizophrenie
Marion Sardy
Pantheon, 2019
Ein Weg zurück von Schizophrenie: ein Memoire
Arnhild Lauveng
Skyhorse, 2020

Ein Zimmer mit dunklerer Aussicht: Chroniken meiner Mutter und Schizophrenie
Claire Phillips
DoppelHouse Press, 2020

Belletristik-Bücher zum Thema Schizophrenie

Ich weiß, das ist wahr
Wally Lamb
Harper Perennial, 2008

Lowboy
John Wray
Farrar, Straus und Giroux, 2009

Der Schock des Falls
Nathan Filer
HarperCollins Verlag, 2014

Made You Up
Francesca Zappia
Greenwillow Bücher, 2015
Challenger Deep
Neal Shusterman
Walker Bücher, 2020

Leitfäden und Handbücher für Familien und Menschen mit Schizophrenie

Der vollständige Familienratgeber zur Schizophrenie
Kim T. Mueser & Susan Gingerich
The Guilford Press; Illustrierte Ausgabe 2006

Die Stimme im Inneren: Ein praktischer Leitfaden für und über Menschen, die Stimmen hören
Paul Baker und Mitwirkende
P & P Verlag, 2009

Ich bin nicht krank, ich brauche keine Hilfe! Wie man jemandem mit einer psychischen Erkrankung hilft, eine Behandlung zu akzeptieren
Xavier Amador
Vida Press; 10. Jubiläumsausgabe, 2011

Leben mit Stimmen: 50 Geschichten von Genesung
Marius Romme, Sandra Escher, Jaqui Dillon, Dirk Corstens, Mervyn Morrys (Herausgeber)
PCCS Bücher; Nachdruckausgabe, 2013

The collected schizophrenias: essays
Esmé Weijun Wang
Graywolf Press, 2019

Hidden Valley Road: inside the mind of an American family
Robert Kolker
Doubleday, 2020

The gene – an intimate history
Siddhartha Mukherjee
Scribner, 2016

Wenn die Sonne platzt: Das Rätsel Schizophrenie
Christopher Bollas
Yale University Press; Nachdruckausgabe, 2016

Unser beunruhigendster Wahnsinn: Fallstudien zur Schizophrenie in verschiedenen Kulturen
Herausgegeben von T. M. Luhrmann & Jocelyn Marrow

University of California Press, 2016
Niemand kümmert sich um Verrückte: das Chaos und der Herzschmerz der psychischen Gesundheit in Amerika
Ron Powers
Hachette Bücher, 2017 (1. Auflage)

Hidden Valley Road: Im Kopf einer amerikanischen Familie
Robert Kolker
Doubleday, 2020
Verzweifelte Heilmittel: Die turbulente Suche der Psychiatrie nach Heilung von psychischen Krankheiten
Andrew Skull
Belknap Press: ein Imprint der Harvard University Press, 2022

Glossar

Abulia, Mangel an Willen Negative Symptome, die sich durch einen Mangel an Willen zur Durchführung der gewöhnlichsten und notwendigsten Aktivitäten auszeichnen.

Akute Dystonie Dies ist eine Nebenwirkung von Antipsychotika, die das Bewegungssystem (extrapyramidales Trakt) betrifft. Dystonie ist die schmerzhafte, anhaltende und unfreiwillige Kontraktion einiger Muskeln des Körpers. Am stärksten betroffen sind die Muskeln des Halses, der Augen und die für die Haltung verantwortlichen. Neben den motorischen Symptomen kann die Person auch geistiges Unbehagen und eine Unfähigkeit zum Denken haben. Akute Dystonie tritt in der Regel in den ersten Stunden nach der Einnahme von Antipsychotika auf.

Akuter psychotischer Anfall Eine Situation, in der die Person unter dem starken Einfluss der Symptome von Wahn und Halluzinationen steht. Es ist charakteristisch für Schizophrenie, kann aber auch bei anderen Krankheiten auftreten, zum Beispiel bei Drogenmissbrauch oder -entzug oder Leberfunktionsstörungen (hepatische Neuropathie).

Affektive Störungen oder Stimmungsstörungen Eine psychische Störung, die sich durch übertriebene affektive Polarisation und Stimmungsschwankungen auszeichnet. Bei der bipolaren Störung (früher als manisch-depressive Störung bekannt) kann es über einen Zeitraum von Tagen oder Wochen zu einem Wechsel von hoher Euphorie zu tiefer Depression kommen. Einige Menschen haben nur Manie, andere nur Depression. Diese Stimmungspolarisationen reagieren nicht auf positive oder negative Reize aus der Umgebung.

Agranulozytose Ein starker Rückgang der Neutrophilen (Blutbestandteile). Die Verwendung des Medikaments Clozapin kann diesen Effekt in seltenen Fällen verursachen, daher ist eine regelmäßige Überprüfung erforderlich, um sicherzustellen, dass keine Agranulozytose auftritt.

Akathisie Eine Nebenwirkung von Neuroleptika, die sich durch ein Gefühl äußert, das sich als Unruhe manifestieren kann, wie ständiges Aufstehen und Hinsetzen, Herumlaufen oder Bewegen der Hände und Füße.

Allogie Negative Symptome, die sich durch Armut in der Sprache und Schwierigkeiten in der Kommunikation auszeichnen.

Anhedonie Negative Symptome, die sich durch den Verlust der Fähigkeit, Freude zu empfinden, auszeichnen, sei es in affektiven Situationen oder im Alltag und bei Aktivitäten.

Antidepressiva Medikamente, die zur Behandlung von Depressionen angezeigt sind, beginnen in der Regel 2 bis 4 Wochen nach Beginn ihrer Einnahme zu wirken.

Auditive Halluzinationen Stimmen hören ohne den externen Reiz, ohne dass jemand spricht; diese Stimmen kommentieren, loben, kritisieren und geben Befehle.

Behandlungsplan Dies bezieht sich auf Therapie oder Medikation, die darauf abzielt, die Störung zu heilen oder Symptome zu lindern. In der Psychiatrie besteht die Behandlung in der Regel aus einer Kombination von Medikation, Beratung und empfohlenen Aktivitäten, die zusammen den Behandlungsplan der Person bilden.

Clozapin Medikament, das für Menschen empfohlen wird, die nicht gut auf mindestens zwei Antipsychotika ansprechen, die für die empfohlene Zeit verwendet wurden, in diesem Fall wird ihre Krankheit als behandlungsresistente Schizophrenie bezeichnet.

DALY (disability adjusted life years) Überlastung Eine epidemiologische Maßeinheit, die sich auf verlorene gesunde Lebensjahre bezieht, einschließlich der durch vorzeitigen Tod und Behinderung durch Krankheit verlorenen Jahre.

Delirium von Größe Die Person glaubt, sie sei anderen überlegen oder habe eine besondere Mission, die sie von anderen unterscheidet.

Delirium Eine feste Überzeugung, die keine Grundlage in der Realität hat. Menschen, die unter Wahnvorstellungen leiden, sind in der Regel davon überzeugt, dass sie berühmt sind, Verfolgung erleiden oder zu bemerkenswerten Leistungen fähig sind.

Diagnose Die medizinische Diagnose ist das Wissen oder das Urteil des Arztes über die Merkmale einer Krankheit oder klinischen Situation, das häufig zu einer medizinischen Prognose führt, basierend auf therapeutischen Möglichkeiten, über die Dauer, Entwicklung und den möglichen Ausgang der Krankheit oder des klinischen Bildes unter ihrer Betreuung oder Anleitung. Die Diagnosen werden nach der Internationalen Klassifikation der Krankheiten (ICD) kategorisiert, und Schizophrenie ist eine der möglichen diagnostischen Kategorien, die in der Psychiatrie verwendet werden.

Desorganisation oder Zerfall des Denkens Wahrnehmbar durch die Rede der Person, die mehrere Themen gleichzeitig anspricht, von einem zum anderen springt, mit dem Ergebnis, dass ihre Rede unverständlich ist.

Dopamin Eine der Chemikalien, die Informationen zwischen Neuronen übertragen, ist eine Art von Gehirnzelle, die diese Funktion hat. Dopamin ist verantwortlich für die Bedeutung, die das Gehirn externen Reizen beimisst.

Elektrokrampftherapie (EKT) Therapeutische Intervention, wird für Fälle verwendet, die nicht auf andere Interventionen ansprechen, hauptsächlich bei Menschen, die über lange Zeiträume extreme Depressionen mit suizidalen Tendenzen erlebt und nicht auf Medikamente oder Umweltveränderungen reagiert haben. Bei Schizophrenie ist die Hauptindikation für Fälle von Katatonie.

Epidemiologie Ein Forschungsbereich, der untersucht, wie Krankheiten in Gesellschaften verteilt sind.

Extrapyramidale Symptome (EPS) Nebenwirkungen, die durch Antipsychotika verursacht werden. Dazu gehören unkontrollierbare Bewegungen des Gesichts, der Arme und Beine. Parkinsonismus, akute Dystonie, Dyskinesie und tardive Dystonie gehören zu dieser Gruppe von Symptomen. Sie können in der Regel durch Verringerung der Dosis des Antipsychotikums oder durch Einführung anderer blockierender Medikamente kontrolliert werden.

Ergotherapeuten Gesundheitsfachleute, die mit menschlichen Aktivitäten arbeiten, planen und organisieren den Alltag und ermöglichen eine bessere Lebensqualität.

Früherkennung Eine Nachverfolgung, die es ermöglicht, die psychotische Krise am Anfang zu diagnostizieren oder sie durch Behandlung der ihr vorausgehenden Periode (Prodrome) zu verhindern.

Fehlende Einsicht oder Kritikfähigkeit Wenn die Person nicht wahrnimmt oder glaubt, dass die Symptome der psychischen Störung Aspekte der Krankheit sind, denkt die Person nicht, dass sie krank ist.

Gefühlsverflachung Negative Symptome zeichnen sich durch den Verlust der Fähigkeit aus, Affekte auszudrücken oder auf die affektiven Haltungen anderer Menschen zu reagieren.

Gefühl der Minderwertigkeit Ein Gefühl, das in der Regel durch Stigmatisierung und durch die Tatsache erzeugt wird, dass sich die Person nicht so verhält, wie sie es gerne in Bezug auf soziale Anforderungen tun würde.

Gesetzgebung zur psychischen Gesundheit Gesetzgebung für die medizinische Versorgung und den Schutz von Personen mit psychischen Erkrankungen. Die Gesetze gewährleisten auch die Rechte von Patienten, die zwangsweise ins Krankenhaus eingewiesen werden, und beschreiben die Verteidigungs- und Überprüfungsverfahren. In Brasilien ist das Hauptgesetz im Bereich der psychischen Gesundheit das Gesetz 10.216 vom 6. April 2001.

Geschmacks- und Geruchshalluzinationen Das Riechen und/oder Schmecken von seltsamen Dingen in der Umgebung und im Essen.

Halluzination Eine Wahrnehmungsstörung. Sehen, Hören, Riechen, Schmecken oder Berühren von Dingen, die nicht vorhanden sind.

Langwirksame Antipsychotika Antipsychotika werden durch intramuskuläre Injektion verabreicht und wirken je nach Dosis und Marke des Medikaments eine Woche bis einen Monat. Eine kleine Menge des aktiven Moleküls des

Medikaments wird jeden Tag freigesetzt, sodass die tägliche Einnahme von Pillen entfällt.

Medikamente In der Psychiatrie werden Medikamente normalerweise in Tabletten- oder Injektionsform verschrieben. Je nach Diagnose können verschiedene Arten von Medikamenten verwendet werden. Der Arzt sollte die Namen, Dosierungen und Funktionen aller Medikamente erklären und die generischen Namen von den Markennamen trennen, um Verwirrung zu vermeiden.

1. Antipsychotika: (siehe Tab. 4.1, 4.2 und 4.3 auf den Seiten 75, 76 und 77). Sie reduzieren Unruhe, Halluzinationen sowie destruktives Verhalten und können einige Korrekturen anderer Gedankenveränderungen bewirken. Nebenwirkungen beinhalten Veränderungen im zentralen Nervensystem, die Sprache und Bewegung beeinflussen, und Reaktionen, die das Blut, die Haut, die Leber und die Augen betreffen. Eine regelmäßige Überwachung mit Bluttests und Leberfunktionstests wird empfohlen.
2. Antidepressiva: Diese Medikamente wirken in der Regel langsam, aber wenn nach 3 Wochen keine Besserung eintritt, sind sie möglicherweise überhaupt nicht wirksam.
3. Stimmungsstabilisatoren, z. B. Lithiumcarbonat, werden bei manischen und manisch-depressiven Zuständen eingesetzt, um die großen Stimmungsschwankungen, die Teil der Krankheit sind, zu stabilisieren. Regelmäßige Bluttests sind erforderlich, um die richtigen Medikamentenspiegel sicherzustellen. Einige Nebenwirkungen wie Durst, Kribbeln, verschwommenes Sehen und Übelkeit können auftreten.
4. Beruhigungsmittel: Valium, Lorax, Frontal, Lexotan, Rivotril. Die meisten dieser Medikamente gehören zur pharmakologischen Klasse der Benzodiazepine. Diese Medikamente können helfen, Unruhe und Angst zu beseitigen.
5. Medikamente gegen Nebenwirkungen, auch Anticholinergika genannt. Markennamen: Cinetol, Akineton. Generischer Name: Biperiden.

Molekulare Neurobildgebung Eine Bildgebungsuntersuchung, die es ermöglicht, die Verteilungen chemischer Substanzen im lebenden Gehirn zu sehen. Sie ist wichtig für statistische Forschungen, um allgemeine Aspekte der Merkmale chemischer Veränderungen bei Schizophrenie kennenzulernen. Dieser Test wird nicht zur individuellen Diagnose verwendet.

Multifaktorielle Ursachen Wenn mehrere Faktoren die Symptome beeinflussen, erhöht oder verringert sich die Wirkung anderer Ursachen.

Multiprofessionelles, multidisziplinäres Team Ein Team, das sich um Menschen mit psychischen Störungen in den verschiedenen Bereichen der psychischen Gesundheit kümmert: Psychiater, Psychotherapeut, Ergotherapeut, persönlicher Assistent und Krankenschwester, unter anderem als therapeutischer Begleiter.

Nebenwirkungen von Medikamenten Multifaktorielle Ursachen treten auf, wenn eine Krankheitsreaktion über das hinausgeht oder nicht mit der therapeutischen Wirkung des Medikaments zusammenhängt. Einige Nebenwirkungen sind tolerierbar, aber einige sind so schwerwiegend, dass das Medikament abgesetzt werden muss. Weniger schwerwiegende Nebenwirkungen sind trockener Mund, Unruhe, Muskelsteifheit und Verstopfung. Schwerwiegendere Nebenwirkungen sind verschwommenes Sehen, übermäßiger Speichelfluss, Körperzittern, Nervosität, Schlaflosigkeit, tardive Dyskinesie und Blutveränderungen. Es gibt einige Medikamente zur Kontrolle von Nebenwirkungen. Es ist wichtig, Nebenwirkungen zu erkennen, da sie manchmal mit Krankheitssymptomen verwechselt werden. Ein Arzt, Apotheker oder psychosozialer Mitarbeiter kann den Unterschied zwischen Krankheitssymptomen und Nebenwirkungen aufgrund von Medikamenten erklären.

Negative Symptome Symptome der Schizophrenie sind mit affektiver Verflachung, dem Verlust des Willens, der Fähigkeit, Freude zu empfinden, fließender Kommunikation und dem Ausdruck von Emotionen verbunden.

Neuroleptische Antipsychotika Auch Neuroleptika oder starke Beruhigungsmittel genannt; es handelt sich um spezifische Medikamente, die zur Behandlung von psychischen Störungen eingesetzt werden und durch die Kontrolle psychotischer Symptome wie Wahnvorstellungen und Halluzinationen wirken.

Neuroplastizität Die Fähigkeit des Gehirns, sich an die Bedingungen anzupassen, die die Person erlebt; wenn die Person symptomatisch wird, passt sich das Gehirn an, aber wenn die Person sich bemüht, asymptomatisch zu werden und neue Fähigkeiten zu erwerben, passt sich das Gehirn auch an neue Aktivitäten an.

Neuroprogression Die Gehirnentwicklung von der Geburt bis zum Erwachsenenalter wird von vielen Faktoren beeinflusst, und die Pflege der körperlichen Gesundheit von Kindern und Jugendlichen ist wichtig. Die Neuroprogression kann ihren natürlichen Verlauf bei unbehandelter Schizophrenie ändern, kann aber durch Behandlung und psychosoziale Rehabilitation verbessert werden.

Neuropsychologie Die Behandlung besteht aus der Schnittstelle zwischen Psychologie und Neurologie zur Rehabilitation von Menschen durch die Arbeit an ihren kognitiven Funktionen.

Neurotransmitter Chemische Substanzen, die Informationen im Gehirn übertragen und die Kommunikation zwischen Neuronen und Gehirnzellen herstellen, die diese Informationsfunktion haben.

Psychische Gesundheit Beschreibt ein angemessenes Gleichgewicht zwischen dem Individuum, seiner sozialen Gruppe und der weiteren Umgebung. Diese drei Komponenten verknüpfen sich, um psychologische und soziale Harmonie, ein Gefühl des Wohlbefindens, der Selbstverwirklichung und der Kontrolle über die umgebende Umgebung zu fördern.

Psychische Krankheit/Psychische Störung Eine physiologische Anomalie und/oder biochemische Unregelmäßigkeit im Gehirn, die eine erhebliche Störung des Denkens, der Stimmung, der Wahrnehmung, der Orientierung oder des Gedächtnisses verursacht, welche die Einsicht, das Verhalten, die Urteilsfähigkeit oder die Fähigkeit, die gewöhnlichen Aktivitäten des Lebens auszuführen, ernsthaft beeinträchtigt.

Paranoia Tendenz zum ungerechtfertigten Misstrauen gegenüber Menschen und Situationen.Menschen mit Paranoia können denken, dass andere sie lächerlich machen oder gegen sie intrigieren. Paranoia wird als wahnhafte Störung eingestuft.

Parkinsonismus Eine weitere Nebenwirkung, die das extrapyramidale Bewegungssystem betrifft. Der Parkinsonismus wird in zwei Kategorien unterteilt: hypokinetisch und hyperkinetisch. Hypokinetische Symptome umfassen verminderte Muskelbewegung, Steifheit, ungeschickte und starre Gesichtsbewegungen und möglicherweise Depression und Apathie. Hyperkinetische Symptome sind Agitation der unteren Extremitäten, Unruhe, Spannung, Zittern und schnelle rhythmische Bewegungen der oberen Extremitäten. Diese Symptome treten normalerweise zwischen einigen Tagen und einigen Wochen nach Beginn der Behandlung einer akuten Phase auf.

Postpsychotische Depression Diese Depression tritt normalerweise nach einer akuten psychotischen Episode oder Krise auf.

Prodrom Ein Zeitraum vor einer akuten Krise mit Schizophrenie, in dem es zu subtilen Veränderungen im Verhalten, in den Gedanken und Emotionen kommt und der Monate oder Jahre dauern kann.

Psychiater Ein Arzt, der sich auf die Behandlung von geistigen und emotionalen Störungen spezialisiert hat. Um die Qualifikation zu erlangen, ist eine medizinische Facharztausbildung in Psychiatrie oder eine Prüfung in Psychiatrie erforderlich. Es kann beim Ärzterat überprüft werden, ob der Arzt als Facharzt eingetragen ist.

Psychoedukation Eine dialogbasierte therapeutische Aktivität, die sich der Darstellung von Merkmalen der Schizophrenie und Möglichkeiten des Umgangs damit widmet. Es kann ein familienorientierter Ansatz oder ein Ansatz für Menschen, die mit Schizophrenie leben, verwendet werden.

Psychose Die Gruppe von psychischen Störungen ist gekennzeichnet durch Halluzinationen, Wahnvorstellungen und den Verlust des Kontakts zur Realität.

Psychotherapeut Fachleute, die auf Psychotherapie für emotionale Konflikte und/oder Behandlung von psychischen Störungen spezialisiert sind.

Rezeptor Spezielle Stellen in Neuronen, die auf spezifische chemische Botschaften zwischen Zellen reagieren.

Referenzwahn Die Person glaubt, dass alles, was um sie herum geschieht, mit ihnen oder ihrem Verhalten zu tun hat.

Rehabilitation Programme, die darauf abzielen, Menschen nach einer behindernden Krankheit, Verletzung oder Drogenabhängigkeit zur normalen Funktion zurückzuführen. Sie sind darauf ausgelegt, Menschen mit psychischen Erkrankungen so unabhängig wie möglich leben zu lassen.

Schizoaffektiv, schizoaffektive Störung Eine psychische Störung, die Symptome von Schizophrenie und Symptome einer bipolaren Störung gleichzeitig aufweist und ein Symptombild beider Diagnosen bildet.

Schizophrenie Schizophrenie ist eine medizinische Diagnose für eine psychische Störung, die mit psychotischen Symptomen verläuft und in der Regel einen chronischen Verlauf hat. Häufige Symptome sind Halluzinationen, Wahnvorstellungen, Denk- und Sprachstörungen sowie Verhaltensänderungen, die soziale Rückzug einschließen.

Schuld-Wahn Die Person fühlt sich schuldig in Bezug auf Ereignisse, die sie nicht betreffen, sogar für entfernte Ereignisse.

Selbstwertgefühl Die Bewertung jeder Person von sich selbst und dessen, wie sie sich im Verhältnis zu anderen Menschen fühlt.

Selbstbezug Wahnhaften Symptome, bei denen Menschen alles, was um sie herum geschieht und was Menschen tun, als mit ihnen in Verbindung stehend wahrnehmen.

Soziale Fehlanpassung Eine Reihe von Verhaltensweisen, Einstellungen und Beziehungsformen, die die sozialen Erfahrungen einer Person behindern.

Stigma Die Diskriminierung einer Person oder Gruppe aufgrund eines Stereotyps. Diese Diskriminierung behindert die Koexistenz der Person oder der Gruppe und verringert die Lebens-, Arbeits- und Teilnahmebedingungen in der Gesellschaft.

Strukturelle Neurobildgebung Eine Bildgebungsuntersuchung, die es ermöglicht, die Strukturen des lebenden Gehirns zu sehen. Dies ist wichtig für statistische Forschungen, um allgemeine Aspekte der Merkmale von strukturellen Veränderungen bei Schizophrenie zu lernen. Dieser Test diagnostiziert keine Schizophrenie, sondern zielt darauf ab, andere Krankheiten auszuschließen, die ähnliche Manifestationen wie Schizophrenie verursachen können, wie z. B. Gehirntumoren und Autoimmunerkrankungen.

Späte Dyskinesie Diese Nebenwirkung betrifft das extrapyramidale Motorsystem und ist gekennzeichnet durch unwillkürliche, plötzliche, schnelle abnorme Bewegungen, wie unregelmäßiges Blinzeln, Grimassieren, Zungenbewegungen, Herausstrecken der Zunge und wurmförmige Bewegungen der Finger und Zehen.

Therapieresistente Schizophrenie Präsentation von Schizophrenie, bei der die Person nicht gut auf mindestens zwei Arten von Antipsychotika reagiert, die mit der empfohlenen Dosis und für die empfohlene Zeit zur Bereitstellung der therapeutischen Wirkung verwendet wurden. In diesen Fällen wird die Verwendung von Clozapin empfohlen.

Untersuchung des psychischen Zustands Untersuchung von Anzeichen und Symptomen, die bei der psychiatrischen Beratung durchgeführt wird, um verschiedene Aspekte des Zustands des Patienten zu beurteilen.

Verfolgungswahn Die Person fühlt sich verfolgt, beobachtet oder gefilmt. Sie glauben, dass andere Menschen ihnen oder ihren Lieben schaden wollen.

Visuelle Halluzinationen Das Sehen von Personen oder Figuren ohne jeglichen externen Reiz, und ohne dass jemand anwesend ist.

Zeit der unbehandelten Psychose Zeit zwischen dem Auftreten von Symptomen einer Psychose, wie Schizophrenie, und dem Beginn der empfohlenen Behandlungen. Je länger die Zeit der unbehandelten Psychose, desto schlechter die Prognose.

Zwangsweise Einweisung Der Prozess des Krankenhausaufenthalts wird als Aufnahme bezeichnet. Freiwillige Aufnahme bedeutet, dass kranke Menschen eine Behandlung anfordern und jederzeit das Krankenhaus verlassen können. Menschen, die sehr krank sind, können gegen ihren Willen oder zwangsweise in eine Gesundheitseinrichtung eingewiesen werden. Es gibt zwei Möglichkeiten, wie dies geschehen kann:– Unfreiwillig: Wenn die Familie eine Hospitalisierung anfordert. In diesem Fall wird der Zustand des Patienten auch von einem Arzt bewertet, um das Vorhandensein einer Empfehlung für die Hospitalisierung zu bestätigen. In Brasilien ist es notwendig, dass der Psychiater eine Genehmigung für die unfreiwillige Hospitalisierung ausfüllt, die vom Psychiater und einem verantwortlichen Familienmitglied unterzeichnet wird. Das Gesundheitsministerium erhält diese Genehmigungen und überprüft, ob die Begründung für die unfreiwillige Hospitalisierung korrekt war. Gründe für die unfreiwillige Hospitalisierung sind, dass der Patient nicht in der Lage ist, eine vollständige Entscheidung bezüglich Behandlung, Pflege und Aufsicht zu treffen und/oder eine Gefahr für sich selbst oder andere darstellt oder erhebliche geistige oder körperliche Verschlechterung erleiden wird, wenn er nicht hospitalisiert wird.– Zwangsweise: Die Einweisung wird durch eine gerichtliche Anordnung nach Antrag einer öffentlichen Einrichtung bestimmt, unabhängig von der Zustimmung einer verantwortlichen Person.

GPSR Compliance

The European Union's (EU) General Product Safety Regulation (GPSR) is a set of rules that requires consumer products to be safe and our obligations to ensure this.

If you have any concerns about our products, you can contact us on

ProductSafety@springernature.com

In case Publisher is established outside the EU, the EU authorized representative is:

Springer Nature Customer Service Center GmbH
Europaplatz 3
69115 Heidelberg, Germany

www.ingramcontent.com/pod-product-compliance
Lightning Source LLC
LaVergne TN
LVHW020330260326
834688LV00037B/960